ESSAI

SUR

LA TOPOGRAPHIE MÉDICALE ET STATISTIQUE

DU

CANTON DE DAX (LANDES)

PAR

Charles LAVIELLE
Docteur en médecine de la Faculté de Paris.

PARIS
A. PARENT IMPRIMEUR DE LA FACULTÉ DE MEDECINE
31, RUE MONSIEUR-LE-PRINCE, 31

1879

ESSAI

SUR

LA TOPOGRAPHIE MÉDICALE ET STATISTIQUE

DU

CANTON DE DAX (LANDES)

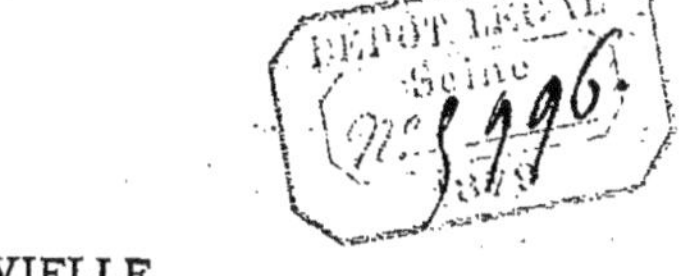

PAR

Charles LAVIELLE
Docteur en médecine de la Faculté de Paris.

PARIS
A. PARENT IMPRIMEUR DE LA FACULTÉ DE MEDECINE
31, RUE MONSIEUR-LE-PRINCE, 31

1879

ESSAI

SUR LA

TOPOGRAPHIE MÉDICALE ET STATISTIQUE

DU

CANTON DE DAX (LANDES)

AVANT-PROPOS.

C'est en accompagnant notre père dans ses courses médicales que nous avons conçu l'idée du travail qui fait le sujet de notre thèse inaugurale.

Bien convaincu que la question de l'influence des lieux sur la vie et de l'art de modifier cette influence est des plus fécondes, nous avons pensé qu'il nous serait utile de connaître les choses et les hommes au milieu desquels nous étions destiné à pratiquer la médecine.

L'étude climatologique de notre pays, sous le rapport de l'hygiène, est pleine d'avenir et présente déjà de précieuses données : nous essayons aujourd'hui d'y apporter notre modeste tribut.

D'un autre côté, nous tenions à réhabiliter ce département des Landes, si mal connu, si calomnié même par des écrivains de mérite, qui ont écrit sur lui les choses les plus fantaisistes, et à agrandir le cercle trop étroit des ressources médicales de notre contrée.

Nous n'avons nullement la prétention de faire une œuvre irréprochable en résumant la constitution médiale du canton de Dax, et nous ne nous dissimulons point les imperfections et les lacunes de ce travail. Notre but sera atteint si, tout en méritant l'indulgence de nos juges, nous pouvons être de quelque utilité à nos concitoyens.

Si desint vires, tamen est laudanda voluntas.

Notre plan est bien simple : après avoir indiqué la position géographique du canton, nous en faisons l'historique sommaire; nous étudions son sol, ses richesses territoriales, ses eaux, la constitution de ses habitants, et nous terminons par l'exposé des maladies épidémiques, endémiques et sporadiques.

Toutefois, avant de commencer, qu'il nous soit permis d'adresser ici nos remerciements à notre père pour ses excellents conseils et les renseignements qu'il nous a fournis, à M. Hector Serres, à M. le Dr Massie et à mes confrères les docteurs Larauza et Camille Raillard pour leurs bienveillantes communications.

CHAPITRE Ier.

POSITION GÉOGRAPHIQUE. — HISTOIRE. — VILLE. — HABITATIONS. FAUBOURGS. — VALLÉE DE L'ADOUR. — RIVE DROITE, RIVE GAUCHE.

« Toute ville, dit Vernois, doit être solidement bâtie, bien aérée, d'un accès facile, abondamment pourvue d'eau, bien éclairée, bien propre. Elle doit offrir à ceux qui y sont réunis un service assuré, fertile et régulier des choses et des substances de première nécessité, indispensables à la vie, à la salubrité et à la sécurité de tous. »

Cherchons si nous trouverons ces conditions réunies dans la localité que nous nous proposons d'étudier.

Chef-lieu d'arrondissement du département des Landes, Dax, sous la domination romaine *Aquæ Tarbellicæ*, *Aquæ Augustæ*, est une charmante petite ville bâtie sur la rive gauche de l'Adour. Elle est située à 43,42 de latitude septentrionale et vers le 3,24 de longitude occidentale, à 760 kilomètres O.-S.-O de Paris et à 60 kilomètres de Bayonne. Son élévation au-dessus du niveau de la mer est de 13 mètres.

Nous ne possédons aucun document qui fasse connaître l'origine précise de Dax; mais la découverte d'une grande quantité de silex taillés, de tessons de poterie grossière, de haches polies, de flèches barbelées trouvés dans les terrains de la ville et aux alentours dans un périmètre assez restreint atteste que, dans les temps préhistoriques et à une époque qu'on peut rapporter à l'âge néolithique, elle était déjà le centre d'une population nombreuse et agglomérée (1).

L'histoire fait pour la première fois mention des Tarbelles à l'occasion de l'invasion romaine dans les Gaules, c'est-à-dire 58 ans avant l'ère chrétienne. La province d'Aquitaine était alors occupée par plusieurs tribus indépendantes et aguerries, parmi lesquelles les Tarbelles jouaient un rôle considérable. Pendant vingt-cinq ans d'une lutte énergique, ces vaillantes tribus, réunies par l'amour de la patrie et de la liberté, disputèrent pied à pied leurs collines et leurs torrents aux armées de Rome, lorsque le reste de la Gaule était déjà presque romain. L'Aquitaine fut enfin obligée de se soumettre, épuisée par deux campagnes malheureuses. La cité tarbellienne jouit d'une grande prospérité sous le joug du vainqueur, et, grâce au génie industrieux de ses habitants, elle acquit une telle importance qu'elle mérita d'être placée au second rang parmi les villes de la Novempopulanie, et qu'elle devint le siége d'un proconsulat.

Pendant les trois premiers siècles elle est à peine nommée dans l'histoire; on sait seulement qu'à la chute de l'empire romain elle était déjà convertie au christianisme. Depuis cette époque, elle partagea les vicissitudes de l'Aquitaine ; tour à tour ravagée par les

(1) Du Boucher, Aquenses primitifs.

Visigoths, délivrée par Clovis, occupée par les Vascons, reconquise par Charlemagne, saccagée par les Sarrazins et les Normands, elle ne commença à réparer les traces de ses désastres que sous la domination anglaise. Malgré deux révoltes successives contre Henri II, malgré un siége vaillamment soutenu contre Richard Cœur-de-Lion, Dax fut doté de priviléges considérables par les rois d'Angleterre et atteignit un haut degré de richesse. Il ne joua qu'un rôle très-secondaire dans les longues guerres entre la France et l'Angleterre et n'y figura que comme vassal ou allié de l'une ou de l'autre partie. Pris et repris plusieurs fois, il fut définitivement réuni à la couronne en 1451.

Durant les luttes religieuses qui ensanglantèrent le midi de la France, Dax fut occupé tantôt par les catholiques, tantôt par les protestants, et, dès lors, son histoire se confond avec l'histoire générale du pays. La révolution de 1790, en emportant son évêque et son chapitre, le dépouilla de tout ce qui constituait encore son importance, et réduisit l'orgueilleuse capitale des Landes à un modeste chef-lieu d'arrondissement.

Il y a vingt ans à peine, la ville était encore enserrée dans une enceinte gallo-romaine, percée aux quatre points cardinaux de portes donnant accès aux principales rues. Ces remparts ont été démolis dans les trois quarts de leur étendue; mais la partie conservée donne une idée suffisante des caractères particuliers de leur construction. Les fossés, dans lesquels la stagnation de l'eau devenait une source d'émanations insalubres, ont été comblés, et sur leur emplacement on voit des maisons saines et élégantes, une halle spacieuse, un magnifique établissement hydrothérapique, des squares, des places ombragées, et, à travers tout cela, un large boulevard formant ceinture autour de la vieille cité et y favorisant la libre circulation de l'air et du soleil. La démolition de l'enceinte gallo-romaine a soulevé les protestations et les critiques des archéologues ; mais si l'art a perdu un monument remarquable, la ville y a gagné en embellissement et en salubrité ; or « assainir « un quartier, c'est prolonger la moyenne de la vie de « ses habitants. » (Michel Lévy.)

Dax est percé de rues nombreuses, mais étroites et tortueuses ; la plupart sont bordées d'un trottoir en bitume. Le sol, légèrement incliné du midi au nord, facilite l'écoulement des eaux dans celles qui sont perpendiculaires à l'Adour. Celles parallèles au fleuve sont souvent *inondées*, et l'eau y croupit au grand détriment de la salubrité publique. Cet inconvénient existe principalement dans la partie haute de la ville, aux environs de l'abattoir et dans la rue du Tucq d'Eauze, où les passants sont souvent incommodés par des odeurs infectes. L'assainissement de ces quartiers fait désirer ardemment que les eaux pluviales et ménagères soient recueillies et conduites dans l'égoût collecteur ; nous n'ignorons point que les travaux nécessaires à cet assainissement exigeront une dépense assez considérable, mais on ne saurait reculer devant un sacrifice d'argent, quand il s'agit d'une opération qui intéresse la santé d'une population nombreuse.

Le pavé est bien entretenu et fait avec des cubes en pierre de grès, à surface large et un peu bombée; l'ancien pavage, effectué avec des cailloux roulés de rivière, a presque complétement disparu. Le nettoiement des rues s'opère chaque jour par des entreprises privées, au moyen de voitures qui enlèvent les débris de ménage déposés par les habitants sur le seuil de leurs demeures. Il est regrettable que la quantité d'eau soit souvent insuffisante dans les bornes-fontaines distribuées en ville; car cette disette s'oppose à ce que la chaussée soit maintenue dans un état convenable de propreté.

Les maisons, construites en bonne maçonnerie, ont un, deux, trois, rarement quatre étages; dans le plus grand nombre il y a une petite cour, en général trop étroite pour faciliter la circulation de l'air et permettre à la lumière d'y arriver convenablement; les appartements sont petits, à plafonds peu élevés; beaucoup ont des alcôves servant de chambre à coucher, ce qui s'oppose à une aération suffisante. C'est surtout dans les habitations des classes laborieuses que les bonnes conditions hygiéniques font défaut; les rez-de-chaussées ne reçoivent jamais les rayons du soleil, et une ventilation efficace ne peut y avoir lieu; les chambres sont étroites, peu aérées, quelquefois mal éclairées, et souvent encombrées de meubles, de lits, d'outils ou accessoires de travail; quelques familles n'ont qu'une chambre où elles travaillent et couchent. Cela est d'autant plus déplorable que la viciation de l'air confiné est une des causes les plus actives de certaines maladies infectieuses, notamment de la fièvre typhoïde.

Le système des latrines, très-important au point de vue hygiénique, laisse beaucoup à désirer; elles sont placées dans des réduits étroits, au fond des cours ou le long des escaliers. L'absence d'un cours d'eau ne permettant pas de chasser les matières dans l'Adour, celles-ci séjournent dans des fosses et y peuvent devenir le foyer d'émanations nuisibles. Il nous semble qu'un règlement municipal pourrait imposer à chaque propriétaire l'emploi de cuvettes à siphon ou à fermeture hermétique.

Les promenades de Dax sont nombreuses, et embellissent tous les quartiers; la plus remarquable et la plus fréquentée est celle des Remparts; cette préférence est justifiée par son exposition pittoresque, et par la double rangée de platanes qui l'ombragent.

L'allée des Baignots, située le long du fleuve, devient pendant l'hiver le rendez-vous des vieillards et des personnes faibles qui viennent s'y réchauffer aux rayons du soleil.

Les faubourgs sont au nombre de quatre, et correspondent aux anciennes portes de l'enceinte gallo-romaine: celui du Sablar, le plus important, est situé sur la rive droite de l'Adour et relié à la ville par un pont en pierre de cinq arches; les constructions des faubourgs sont en général régulières; beaucoup ont des jardins y attenant, et cette disposition permet à l'air et à la lumière de pénétrer jusqu'aux parties les plus basses des habitations.

Le territoire du canton, d'une contenance de 35,827 hectares, offre une configuration irrégulière dans ses contours, et comprend 21 communes, dont 12 sur la rive gauche et 9 sur la rive droite.

L'Adour qui naît au col du Tourmalet, dans les Hautes-Pyrénées (altitude = 1931 mètres), le traverse de l'est à l'ouest, et le divise en deux parties qui diffèrent par l'aspect et les productions de la terre autant que par le caractère et les mœurs des habitants. Ce fleuve nous apporte des eaux saines et salubres qui coulent dans un lit sablonneux dont la pente est d'environ 0,13 centimètres par mille mètres, ce qui leur donne une vitesse de 10 minutes 13 secondes par kilomètre, le niveau étant à 4^m, 24 à l'étiage du pont de Dax. Cette lenteur d'écoulement jointe au peu d'élévation des berges, est une des causes de la fréquence des inondations.

La vallée que l'Adour arrose dans le canton, large en amont de la ville, se rétrécit en aval, et se resserre fortement entre les coteaux de Tercis et de Rivière, pour s'élargir de nouveau à partir de ce point ; le fond, très-exposé aux inondations, est occupé par des prairies, et là où la marée se fait sentir, par des pâturages vulgairement désignés sous le nom de *barthes*.

C'est dans les *barthes* des communes de Rivière et de Saubusse qu'on voit des troupeaux de chevaux vivant à l'état demi-sauvage. Le sol de la rive droite s'élève par une pente insensible couverte de champs et de taillis jusqu'à une ondulation de terrain qui se confond avec le plateau du Maransin. Sur cette croupe, inclinée de l'est à l'ouest, se dessinent, dominant la vallée et groupés autour de leur clocher, les villages de Thétieu, Saint-Vincent-de-Paul, Saint-Paul, Mées, Angoumé, Rivière, et Saubusse. Çà et là, sur le penchant de la colline, dans des bouquets de verdure, apparaissent quelques fermes blanches, couvertes de tuiles rouges ; plus au nord, s'étendent d'immenses forêts de pins qui ne se terminent que sur les bords de l'Océan. C'est dans la profondeur de ces pignadars qu'on découvre les communes d'Herm et de Gourbera, dont les villages sont de véritables oasis au milieu de ces tristes solitudes. Ici, toute annonce la présence de l'homme et contraste avec l'uniformité des alentours; ce sont de grosses habitations entourées de bois de chênes, de champs cultivés en seigle, en maïs, en millet; ce sont des moulins, des scieries, ou des ateliers à résine, et le voyageur qui parcourt notre pays par la voie ferrée se fait difficilement une idée de la vie et de l'animation qui règnent dans les bourgs du Maransin.

Sur la rive gauche, entre l'Adour et le Luy, s'étend un plateau resserré dans son milieu, et élargi à ses extrémités; on y voit encore quelques pignadards, mais entrecoupés de vignes et de champs; ceux-ci y dominent. Au delà du Luy, apparaissent les premières ondulations des bouleversements pyrénéens; les coteaux, plantés de vignes et de bouquets de chênes, sont séparés par de larges vallons qui se recouvrent de froment, de maïs et de fourrage. A chaque pas, se rencontrent des villages, des hameaux, de charmantes maisons de campagnes, et, lorsque du sommet de ces collines on regarde d'un côté la plaine immense couverte de pignadars, et qu'on contemple d'autre part les riants coteaux de la Chalosse, ses prés, ses vignobles, ses lignes onduleuses, ses riches vallées, on est frappé du contraste de deux natures si voisines.

CHAPITRE II.

CONSTITUTION DU SOL. — GROUPES GÉOLOGIQUES.

Il n'entre point dans notre sujet d'écrire la géologie du canton, et malgré l'intérêt que pourrait offrir cette étude, nous nous bornerons à faire ressortir ici ce qui intéresse plus particulièrement la topographie médicale.

La vallée de l'Adour, au centre de laquelle Dax est placé, fait partie du bassin de la Garonne et en constitue un des prolongements les plus avancés vers le sud-ouest; mais quoique datant de la même époque géologique, la constitution du sol de notre pays est plus variée que celle de la plaine girondine. Cette observation s'applique principalement à la partie du département des Landes située au sud de l'Adour.

Le canton de Dax est loin de posséder la série complète des terrains qui entrent dans la composition de l'écorce du globe; néanmoins, il présente sous ce rapport plusieurs variétés qui se rapportent aux groupes suivants :

1° *Ophite.* — C'est à Dax, à Tercis, à Benesse, à Saint-Paudelon et à Yzosse qu'on voit les pointements de cette roche plutonique; dans ces divers gisements, les ophites sont enclavés dans des argiles irisées avec gypses et dolomies, formations que certains géologues rapportent au terrain triasique ou salifėrien.

2° *Terrain crétacé.* — Un massif relevé parallèlement à l'axe de la chaîne des Pyrénées présente trois groupes distincts de roches : 1° une partie inférieure formée par le calcaire du *Vimport* qui renferme des fossiles se rapportant au terrain néocomien ; 2° une partie moyenne formée d'argiles nuancées de divers couleurs, et sous la ville de Dax un vaste banc de sel gemme de 40 mètres d'épaisseur ; 3° la partie supérieure formée par la craie de Tercis, extrêmement épaisse, et dans laquelle on trouve une grande quantité d'ananchytes gibbus, les micraster brevis, isaster aquitanicus, ostrea vesicularis, etc.

3° *Terrains tertiaires.* — Le terrain tertiaire représenté par ses trois groupes joue le rôle principal dans la constitution de notre sol. L'étage inférieur, ou terrain *éocène*, est formé par des marnes conchoïdales, blanchâtres, renfermant des orbitolites, des nummulites et divers autres fossiles ; il existe à Angoumé, Mées, Tercis et Heugas.

L'étage moyen ou *miocène*, se trouve à Dax, près de Lesperon, sous forme de calcaires grossiers, et à Saint-Paul, depuis Cabannes jusqu'à Abesse, sous l'apparence de faluns ou de sables siliceux et calcaires ; cet étage contient du minerai de fer oxydé hydraté, lequel se présente tantôt sous forme de coquilles maritimes comme à Abesse, tantôt en plaques minces géodiques comme à Ardy. Ce minerai alimente les forges de Castets, d'Ardy, d'Abesse et de Saint-Vincent-de-Paul. L'étage miocène est très-riche en fossiles ; les espèces les plus caractéristiques sont : les astrea ellisiana, pectunculus cor, conus tarbellianus, etc., les dents de squale y abondent.

On trouve aussi une assise de falun à Cardita Jouannetti, dans le Haut-Narosse, sur les bords du Luy.

L'étage des sables fauves, avec ses faluns, ses calcaires grossiers, constitue l'assise supérieure du terrain *pliocène* et est très-puissant dans les communes de la partie méridionale du canton, principalement à Saint-Pandelon, Benesse et Heugas. Le sable des Landes enfin forme le sol de la région à laquelle il emprunte son nom et couvre les communes de Gourbera et d'Herm, et une partie de celles qui longent la rive droite de l'Adour.

4° *Alluvions anciennes ou diluvium.* — Le diluvium est composé, dans des proportions qui varient peu d'un point à un autre, d'argile, de sables grossiers, d'hydroxyde de fer et d'un peu de manganèse. Le limon qui en résulte est jaunâtre, jaspé de gris, et offrant, par places, des taches noirâtres qui accusent la présence du fer; on y trouve aussi des galets de roche quartzeuse qui forment parfois des amas irréguliers. Il occupe les parties basses de la vallée et remonte même sur le plateau de la rive droite. Dans la contrée méridionale du canton, le diluvium se présente sous forme d'une nappe de sable fin mêlé à l'argile, et tandis que celle-ci domine dans les communes situées au delà du Luy, le sable est très-abondant dans celle de Seyresse, Œreluy, et dans une partie de celles de Dax, Saugnacq, Tercis et Narossé.

5° *Alluvions modernes.* — Ces terrains, stratifiés en couches horizontales, sont formés par les dépôts sableux et limoneux laissés par les eaux en se retirant. On les trouve dans la vallée et dans les dépressions du sol qui séparent les petites collines landaises situées au midi. Mêlés avec les débris organiques des végétaux, ces éléments géologiques et surtout le sable et l'argile, plus superficiels, se sont peu à peu transformés en une couche constituant la terre arable ou végétale.

CHAPITRE III.

AGRICULTURE. — PRODUCTIONS TERRITORIALES DE LA RIVE DROITE — DE LA RIVE GAUCHE.

L'argile, dont le mélange avec le sable dans de certaines proportions est nécessaire à la culture des prairies et des céréales, manque presque partout dans la partie septentrionale du canton. D'un autre côté, les landes reposent sur un sous-sol imperméable de tuf de 30 centimètres à 1 mètre d'épaisseur désigné dans le pays sous le nom de *lapa* ou de terre-boue (1) Ce poudingue est une agglutination de sables, de cailloux et d'oxyde de fer qui retient les eaux à la surface du sol pendant tout l'hiver, et s'oppose au développement des racines; aussi ce pays est-il exclusivement sylvicole; néanmoins on trouve çà et là, aux alentours des villages d'Herm et de Gourbera, sur le bord des ruisseaux et dans les bas-fonds, des îlots où l'argile a détrôné le lapa et où l'on cultive le maïs, le millet. Ces terres labourables sont, comme dans le reste du département, cultivées par des métayers à titre partiaire. A l'entour d'une chétive cabane qui renferme toujours plus d'habitants que n'en semble réclamer la culture des champs voisins

(1) Cette couche de terrain est appelée *alios* dans les grandes landes et aux environs de Bordeaux; elle acquiert parfois une grande dureté, et on lui donne alors le nom de *terre de fer*.

on remarque plusieurs genres de récoltes croissant simultanément sur le même terrain. A peine enlevées, d'autres les remplacent, et cette succession est si rapide, et ordinairement si heureuse, que le métayer, malgré la disproportion des membres de sa famille avec l'étendue de la terre cultivée, trouve à vivre après que le propriétaire du fond a prélevé sa part sur la totalité des produits ; c'est ainsi que ces terrains, en apparence si stériles, donnent chaque année une récolte de seigle et de maïs.

Mais, ainsi que nous l'avons dit plus haut, l'humus n'existant presque nulle part, cette terre sablonneuse est impropre à la fertilisation. — Heureusement « la Providence a réservé à cette contrée si aride et si « déshéritée un produit qui, pour croître, ne demande « ni travail coûteux, ni amendements, ni engrais, ni « bâtiments, ni irrigations, ni de trop longues années « d'attente ; produit varié dans ses applications, plus « que jamais demandé et même nécessaire : ce produit « est le pin maritime que l'on peut regarder comme un « des arbres les plus précieux de la famille des coni- « fères (1). »

Semée à la volée sur les terrains les plus ingrats, la graine germe et se développe sans autre intervention que celle de la nature, et donne au bout de cinquante ans des arbres magnifiques. Les produits que fournit le pin pendant qu'il est debout sont variés, et servent à une foule d'usages ; ils consistent en : résine, térébenthine, colophane, poix, etc. — Coupé, il donne des

(1) Ad. Joanne. De Bordeaux à Bayonne.

échalas pour la vigne, des poteaux télégraphiques, des traverses de chemins de fer, des planches et solives pour constructions, du bois de chauffage, du charbon et du goudron. — Les pignadars sont exploités par des paysans désignés sous le nom de *résiniers* qui sont payés proportionnellement au prix et à la quantité de gomme recueillie; chacun d'eux est ordinairement chargé de l'exploitation de trois mille pins donnant, quand ils sont en plein rapport, 5 barriques de résine par 1,000.

Après le pin maritime, vient en seconde ligne le chêne-liége, autre produit très-approprié au terrain siliceux et au climat chaud des Landes. — Quoique plus long à croître que les arbres résineux, il constitue une grande richesse pour le propriétaire, par la récolte du liége qui peut durer deux siècles. — Il faut noter que le liége des landes de la Gascogne est le meilleur connu. — Très-remarquable pour son élasticité et la finesse de son grain, il est préféré par les fabricants français et anglais aux produits de toute autre provenance. — Le sol quartzeux du pays convient également à la plupart des arbustes et arbres qui atteignent souvent des proportions inconnues ailleurs ; tels sont, parmi les premiers, la *bruyère mâle* ou *brande*, l'*ajonc*, plusieurs espèces de genêts, la *fougère*, les *églantiers*, le *sureau*, le *genévrier*, le *houx*, etc., etc.; parmi les seconds, diverses variétés de chênes, les *robiniers*, les *peupliers*, les *platanes*, les *hêtre*, les *ormeaux*, l'*accacacia*, etc., etc.

L'apiculture forme aussi une branche productive de l'agriculture du pays. Le climat convient parfaitement à l'éducation des abeilles, et elles s'y multiplient avec une grande rapidité. Mais nous devons reconnaître que leur culture est dirigée sans aucune intelligence.

Beaucoup de colons, imbus d'idées routinières, persistent à laisser les ruches tout simplement posées à terre, au milieu des plantes de toute espèce, exposées à l'humidité du sol qui ne peut manquer d'influer sur la santé de ces petits insectes si intéressants. On devrait les élever sur des banquettes de 0 m. 50 centimètres, et au lieu de couvrir pendant l'hiver les ruches avec des torchis de paille, les abriter sous un hangar ou derrière une ondulation de terrain, contre les vents d'ouest et du nord-ouest. Les ruches ne sont point entourées de plantes odoriférantes, et leurs hôtes ne peuvent aller butiner que sur les pins, les bruyères, les ajoncs et les genêts; cette circonstance explique la qualité et la quantité médiocres du miel et de la cire récoltés dans le Maransin. Pour remédier à cet inconvénient, il suffirait de planter autour des apiers des robiniers, des alisiers et des sparts que les abeilles préfèrent à tous les autres arbres.

La physionomie générale de la partie méridionale du canton diffère essentiellement de celle que nous venons d'esquisser : ici, le pin et le seigle sont remplacés par les éléments multiples de l'agriculture ordinaire, et le sol est assez riche pour se prêter à toutes les cultures. Des champs couverts de superbes moissons de maïs et de blé couronnent les sommets des coteaux ; des futaies et des vignes croissent sur les pentes, et le fond des vallons est occupé par des prairies fertiles qui facilitent les moyens de tenir plus de bestiaux et d'augmenter les engrais. La marne et les faluns, ces mines si riches pour l'agriculture, s'y montrent en une foule d'endroits, et offrent des ressources précieuses pour l'amendement des terres. Partout la végétation est vigoureuse, et les maisons nombreuses et très-rapprochées donnent par leur propreté une idée assez exacte du bien-être et de l'aisance qui règnent dans cette campagne. Il ne faudrait pas croire toutefois que cette fécondité est due au mérite de nos procédés agricoles ; loin de là. Au lieu de machines qui économisent la force et le temps, le cultivateur ne sait employer que ses bras et des instruments grossiers et imparfaits. Aucun principe ne le guide dans la pratique des assolements, et il suit aveuglément les habitudes routinières de ses ascendants. Chose étonnante ! Malgré les procédés les plus vicieux, les routines les plus absurdes, le défaut ou la mauvaise qualité des engrais, la culture réussit au point de donner d'excellentes récoltes, et cette terre que l'on dit si pauvre, serait des plus fertiles si l'agriculture y adoptait des méthodes bien combinées, et faisait disparaître les vieux préjugés.

Le maïs exerce une grande influence sur les conditions agricoles du canton ; c'est la plante de prédilection du métayer qui lui emprunte sa nourriture et la principale alimentation des bestiaux ; la tige supérieure et les feuilles qu'il coupe dans le mois d'août forment un excellent fourrage. En outre, les épis, après que le grain en a été détaché, et que nous appelons ici *charbons blancs*, constituent un combustible très-agréable. La production du maïs dans le canton a été évaluée en 1878 à 60,480 hectolitres et la consommation pour les hommes et les animaux à 56,330 hectolitres.

Le froment n'est cultivé que dans les terres argilo-siliceuses de la rive gauche; son poids varie entre 70 et 75 kilos par hectolitre; nos terres rendent généralement 10 et 12 pour 1, et il serait certainement possible d'obtenir davantage, si elles étaient préparées avec plus de soin et d'intelligence, si les cultivateurs se persuadaient qu'il faut semer clair, et si enfin, ils prenaient des mesures efficaces pour extirper les herbes parasites: ceci s'applique d'ailleurs à toutes les récoltes.

Le seigle est exclusivement cultivé dans la zone sablonneuse; il est consommé sur place par les habitants du pays qui en font un pain grossier peu assimilable. La paille est utilisée pour la litière des animaux, et la fabrication d'enveloppes de bouteilles.

Les haricots sont une grande ressource pour les classes peu aisées, on en consomme beaucoup pendant les derniers mois de la mauvaise saison, et verts ou secs, on en mange presque tous les jours. La sécheresse du mois de juin compromet souvent la récolte de ce légume que l'on associe constamment au maïs, sous forme de culture dérobée. En somme, nous produisons beaucoup plus de haricots que nous n'en consommons, et l'excédant est pris par le commerce au prix de 24 à 26 f. l'hectolitre.

La pomme de terre n'est ordinairement cultivée que sur une petite étendue dans les métairies et quelques terres bien ameublées des environs de la ville; son rendement est insuffisant à la consommation du pays, et l'intérieur nous en expédie tous les ans une certaine quantité. Nous devrions consacrer de plus grandes surfaces à la culture de ce précieux tubercule, qui fournit une alimentation saine et qu'on peut manger sous toutes les formes.

Après les céréales et les légumineuses, la culture maraîchère est très-répandue, et nous procure une nourriture agréable et rafraîchissante. Les faubourgs sont séparés de la campagne par des jardins d'une grande étendue, bien cultivés, et qui sont devenus des objets d'industrie pour un grand nombre de familles. Une terre bien ameublée et imprégnée de longue date par de riches engrais, est nécessaire à cette culture que favorise chez nous la facilité d'établir des puits à peu de frais.

Avec ces éléments, les alentours de Dax produisent des légumes excellents qui deviennent des trésors pour la table des riches et une prodigieuse ressource pour les pauvres. Des salades de toute espèce, plusieurs variétés de choux, l'oseille, l'épinard, le salsifis, l'asperge, le navet, la betterave, la tomate, le melon, sont d'un usage très répandu. — L'ail, l'oignon et le piment qui éprouvent l'estomac du riche sont recherchés par les travailleurs dont ils stimulent les organes digestifs.

La vigne n'occupe que le pays de côteaux et elle est principalement cultivée dans les communes de Saugnacq, St-Pandelon, Benesse, Heugas et Siest, où l'on recolte un vin commun assez estimé.

La race bovine du pays est petite, robuste et endurcie à la fatigue comme aux intempéries des saisons; mais elle n'acquiert jamais un grand développement, La propriété de notre pays est tellement morcelée qu'une paire de bœufs suffit ordinairement aux travaux d'une métairie de la rive gauche. Dans la zone sablonneuse, au contraire, on ne se sert que de mules, à cause de leur sobriété et du peu de ressources qu'offre ce pays pour la culture des fourrages. Les bœufs qu'on engraisse dans notre contrée sont le plus souvent usés par le travail, et âgés de 8 à 10 ans ; ils fournissent une viande de qualité excellente.

Le veau est amené trop jeune sur nos marchés, et sa chair est encore gélatineuse.

Les brebis sont maigres et de petite race, et les agneaux livrés à la consommation sont chétifs et peu estimés.

La production des volailles est considérable ; la poule, le canard, le dindon entrent pour une large part dans l'alimentation.

L'Adour et ses affluents fournissent une grande quantité de poissons, notamment l'alose, l'anguille, la plie, la carpe, le goujon, le muge, la perche, la tanche et plusieurs autres espèces qu'il serait trop long d'énumérer.

Le gibier devient de moins en moins abondant ; mais la partie forestière du canton nous donne des animaux qui servent à l'alimentation. Nous citerons le lièvre, le lapin, la bécasse, la bécassine, la palombe, la tourterelle, le vanneau, la poule d'eau, le râle, le canard sauvage, l'ortolan, l'alouette, le merle, et sur les côteaux, la grive, la caille et la perdrix.

Telles sont la distribution agronomique et les principales productions alimentaires du canton. Le tableau suivant fera d'ailleurs connaître les proportions données à chacune de nos cultures.

Froment.	Seigle.	Maïs.	Haricots.	Pommes de terre.	Prés et prairies.	Vignes.	Bois, futaies et taillis.	Pignadars.
1269	1258	4034	877	109	1883	504	2779	9918

Hectares.

Le canton nourrit 3,984 ruches.

Quelques végétations spontanées viennent, dans certaines saisons, nous fournir un supplément d'alimentation. C'est ainsi que la terre étant suffisamment humide et la température assez élevée, une multitude de champignons surgissent au printemps et surtout en automne; toute la population s'en nourrit, et on les voit en grande quantité sur nos marchés. On sait que les anciens faisaient le plus grand cas de quelques espèces, et que la *vraie oronge*, par exemple, était réservée pour la table des empereurs; d'où le nom de *cibus Cæsareus* sous lequel on la désignait. De nos jours encore, les gourmets la tiennent en grande estime.

Les propriétés alibiles des champignons varient avec l'espèce, l'âge et les conditions extérieures; en général, ils forment un aliment lourd et indigeste et ils ne rachètent ce défaut que par les vertus aromatiques qu'ils possédent. Mais, dans notre pays, la consommation en est très-considérable et les accidents qu'ils occasionnent sont fort rares.

Deux espèces principales sont apportées sur nos marchés : 1° Le *bolet comestible*, à réceptacle charnu (*potiron*, *cèpe franc*); ce champignon est très-recherché, tant à cause de sa saveur agréable que de son innocuité bien constatée. Coupé par morceaux et séché, il se conserve très-bien et est employé comme condiment; 2° L'*oronge comestible* ou *oronge vraie* (agaricus aurantiacus), qui vient dans les bois et qui se prête à une foule de préparations culinaires. On se gardera bien de confondre ce champignon très-recherché avec la *fausse oronge* (agaricus muscarius). On consomme également en grande quantité la *décassine* ou *chanterelle* (merulius cantharellus), et le *palomet* (agaricus virescens).

CHAPITRE IV.

FLORE.

Sous ce rapport, le canton de Dax est très favorisé et offre au botaniste et à l'amateur une ample moisson de plantes et de fleurs dont l'étude et la connaissance créent une récréation fort agréable en même temps qu'un sujet fécond d'instruction.

Notre intention n'étant pas d'examiner tous les végétaux du canton, nous ne faisons qu'énumérer ceux qui présentent le plus d'intérêt au point de vue médical et qui sont le plus fréquemment employés (1).

Champignons. — L'ergot de seigle (sclerotium clavus), le polypore amadourier (polyporus igniarius), et les espèces comestibles dont nous avons déjà parlé.

Lichens. Le lichen pixidé (lichen pixidatus), le pulmonaire du chêne (lichen pulmonarius).

Fougères. — Le polypode du chêne (polypodium vulgare), scolopendre (scolopendrium officinale), la fougère mâle (polypodium filix mas).

Aroïdées. — Le gouet ou pied-de-veau (arum maculatum).

Cypéracées, — Le carex des sables (carex arenaria).

(1) Afin d'éviter toute erreur, nous nous sommes adressé à un botaniste distingué, M. Hector Serres, qui a bien voulu mettre à notre disposition le catalogue qu'il a fait des plantes médicinales spontanées du canton de Dax.

Colchicacées. — Le colchique d'automne (colchicum autumnale).

Graminées. — Le chiendent (triticum repens), la canne de Provence (arundo donax), et les espèces comestibles.

Liliacées. — Le lis blanc (lilium candidum), l'ail (allium sativum).

Asparaginées. — L'asperge (asparagus officinalis), le petit houx ou fragon (ruscus aculeatus), le muguet (convalliara maialis).

Iridées. — L'iris des marais (iris pseudo-acorus).

Orchidées. — Le salep produit par l'orchis morio et mascula.

Conifères. — Divers pins (pinus pinaster, maritima, pyrenaïca, pinea), le genévrier (juniperus communis).

Cupulifères. — Le chêne (quercus robur), le chêne tauzin (quercus toza), le chêne liége (quercus suber).

Juglandées. — Le noyer (juglans regia).

Salicinées. — Les saules (salix alba, vitellina, fragilis, babylonica), les peupliers (populus nigra, pyramidalis, alba, etc.).

Ulmacées. — L'orme (ulmus campestris).

Morées. — Le figuier (ficus carica).

Urticées et cannabinées. — Le houblon (humulus lupulus), la pariétaire (parietaria officinalis), la grande ortie (urtica dioïca et urens).

Euphorbiacées. — La mercuriale (mercurialis annua), diverses euphorbes (euphorbia helioscopia, sylvestris, etc.).

Laurinées. — Le laurier commun (laurus nobilis).

Polygonées. — La patience (rumex patientia), l'oseille

(rumex acetosa et acetosella), la renouée (polygonum aviculare) le sarrasin ou blé noir (fagopyrum esculentum).

Chénopodées. — L'ansérine vermifuge (chenopodium polyspernum), la bette (beta cicla).

Labiées. — Le lierre terrestre (glecoma hæderacea), la mélisse (melissa officinalis), diverses menthes (mentha piperita, crispa, aquatica), le thym (thymus vulgaris), la lavande (lavandula latifolia), l'origan (origanum vulgare), l'aspic (lavandula spica), le serpolet (thymus serpyllum), la sauge (salvia officinalis), le basilic (ocinum basilicum), la bétoine (betonica officinalis).

Verbenacées. — La verveine officinale (verbena officinalis), la verveine odorante (verbena triphylla).

Scrofulariacées. — Beccabunga (veronica beccabunga), des scrofulaires (scrofularia nodosa, aquatica), la molène ou bouillon blanc, (verbascum thapsus), la gratiole (gratiola officinalis).

Solanées. — La douce-amère (solanum dulcamara), la stramoine (datura stramonium), la morelle (solanum nigrum), la jusquiame (hyosciamus niger).

Borraginées. — La bourrache (borrago officinalis), la consoude (symphytum officinale), le cynoglosse (cynoglossum officinale), la pulmonaire (pulmonaria officinalis), la buglosse (anchusa officinalis).

Gentianées. — La petite centaurée (erythræa centaurium).

Jasminées. — Le frêne (fraxinus excelsior).

Synanthérées. — La laitue (lactuca sativa et virosa), le pissenlit (taraxacum dens leonis), la chicorée sauvage (cichorium intybus), la bardane (lappa major), le souci (calendula officinalis), l'arnica (arnica montana), la tanaisie (tanacetum vulgare), l'armoise (artemisia vulgaris), la camomille commune (matricaria chamomilla), l'aunée (inula dysenterica), le tussilage (tussilago farfara), le millefeuille (achillea millefolium), l'eupatoire (eupatorium cannabinum), camomille des champs (anthemis arvensis), le séneçon (senecio vulgaris).

Dipsacées. — La scabieuse (scabiosa succisa), le chardon (dipsacus arvensis).

Valérianées. — Des valérianes (valeriana officinalis et dioïca).

Rubiacées. — Le caillelait jaune (galium luteum), le caillelait blanc (galium mollugo), la garance (rubia tinctorum), le grateron (galium aparine).

Caprifoliacées. — Le sureau (sambucus nigra), l'hièble (sambucus ebulus), le chèvrefeuille (lonicera caprifolium.

Loranthacées. — Le gui (viscum album).

Araliacées. — Le lierre commun (hedera helix).

Ombellifères. — Le chardon-Roland (eryngium campestre), la grande ciguë (conium maculatum), la petite ciguë (æthusa cynapium), le fenouil (fœniculum vulgare), l'aneth (anethum graveolens), la phellandrie (phellandrium aquaticum), le persil (petroselinum sativum).

Crassulacées. — La joubarde des toits (sempervivum tectorum).

Cucurbitacées. — La bryone (bryonia dioïca), le potiron (cucurbita maxima).

Rosacées. — L'églantier (rosa canina), l'aigremoine

(agrimonia eupatoria), le coing (cydonia vulgaris), le fraisier (fragaria vesca), la benoîte (geum urbanum), l'argentine (potentilla anserina), la ronce (rubus fructicosus), la tormentille (tormentilla erecta), l'ulmaire (spirœa ulmaria), le pêcher (amygdalus persica), le cerisier (cerasus caproniana), le laurier-cerise (cerasus lauro-cerasus).

Légumineuses. — L'arrête-bœuf (ononis spinosa), les genêts (genista tinctoria, scoparia), le mélilot (melilotus arvensis).

Rutacées. — La rue (Ruta graveolens).

Géraniacées. — L'herbe à Robert (geranium Robertianum), divers géraniums (geranium dissectum, rotundifolium, molle).

Hypericinées. — Le millepertuis commun (hypericum perforatum).

Malvacées. — Des mauves (malva sylvestris et rotundifolia), la guimauve (althæa officinalis), le tilleul (tilia europæa).

Linées. — Le lin (linum usitatissimum).

Caryophyllées. — L'œillet (dianthus caryophyllus), la saponaire (saponaria officinalis).

Polygalées. — Divers polygales (polygala vulgaris, amara, etc.).

Violariées. — Des violettes (viola odorata, lancifolia, canina) et la pensée sauvage (viola tricolor arvensis).

Crucifères. — Le cresson (nasturtium officinale), la moutarde (sinapis arvensis), la cardamine des prés (cardamine pratensis), l'erysimum (erysimum officinale).

Fumariacées. — Diverses fumeterres (fumaria officinalis, capreolata, et perviflora).

Papavéracées, — La chélidoine (chelidonium majus), le coquelicot (papaver rhæas).

Renonculacées. — La clématite ou herbe aux gueux (clematis vitalba), l'ellébore (helleborus niger et fætidus), la dauphinelle (delphinum consolida), des anémones (anemona sylvestris et nemorosa), des renoncules (ranunculus acris et bulbosus).

Comme nous l'avons déjà dit, nous n'avons voulu citer que les plantes les plus usitées en médecine, et c'est à dessein que nous en avons passé sous silence une quantité qui sont sans intérêt au point de vue qui nous occupe.

CHAPITRE V.

CLIMAT.

Placé au sommet de l'angle formé par les Pyrénées et le golfe de Gascogne, Dax doit à sa proximité de la mer, à son éloignement des montagnes, à la configuration, aux productions de son sol et à la haute thermalité de ses eaux, les caractères principaux de son climat. Quoique exposé au vent d'ouest qui souffle parfois avec impétuosité, il est à l'abri de ces brusques irrégularités qui surviennent dans l'état du ciel, et de ces variations de température aussi désastreuses pour les fruits de la terre que pour la santé des hommes. Le calme de l'atmosphère y est quelquefois si parfait, que les feuilles des arbres tressaillent à peine, et que la direction du vent est difficile à déterminer; la ville est en effet protégée contre les vents du midi et du sud-ouest par une chaîne de petites collines qui, de Candresse à Siest, forment autour d'elle un large demi-cercle. Les profonds rideaux de pignadars qui s'étendent depuis Bordeaux jusqu'à Bayonne la défendent à l'est, au nord et au nord-ouest contre l'impétuosité des vents froids qui ne nous arrivent que chargés d'émanations résineuses; ces dispositions expliquent la rareté des affections franchement aiguës de l'appareil respiratoire. La fièvre est en général très-modérée, et les formes éréthiques ne s'observent presque jamais.

Saisons. — Les saisons se succèdent avec assez de régularité. Le besoin d'allumer du feu dans les appartements se fait sentir vers le milieu de novembre, et se prolonge jusqu'au mois de mai. Le printemps se confond avec la fin de l'hiver, et trop souvent les gelées blanches du mois d'avril rendent les matinées fraîches, et compromettent plusieurs récoltes. C'est dans l'hiver qu'on voit s'éteindre le plus de vieillards, à la suite de maladies chroniques. Le mois de mai est signalé quelquefois par des transitions brusques de température, et on éprouve la nécessité de rechercher le feu que les premiers beaux jours avaient fait abandonner. A cette époque règnent les bronchites, les angines, les ophthalmies et autres affections catarrhales. Les fièvres intermittentes sont aussi très-communes dans la population riveraine de l'Adour ; grossi par les pluies fréquentes du printemps, le fleuve submerge trois à quatre fois dans le courant de l'année les terres basses de la vallée, et laisse en se retirant de l'humidité, des flaques d'eau et des détritus organiques qui se corrompent à la chaleur du soleil, et deviennent la source de nombreuses affections paludéennes. Cette circonstance explique pourquoi la fièvre intermittente est plus commune au printemps, contrairement à ce que l'on observe en Afrique, à Rome et dans les pays chauds.

L'été est sec et très-chaud ; sa plus grande intensité s'observe pendant les mois de juillet et d'août ; il amène constamment des maladies des voies digestives, telles que embarras intestinaux, diarrhées, dysentéries, et quelques dermatoses passagères, urticaire, zona, etc., etc.

L'automne est la saison la plus régulière de notre climat, et nous procure chaque année une longue série de beaux jours ; il se prolonge jusqu'à la mi-novembre, et constitue ce que l'on appelle vulgairement *l'été de la saint Martin.*

Température. — Le thermomètre descend rarement au-dessous de — 5°, tandis qu'en été il s'élève quelquefois jusqu'à + 35°. Voici d'ailleurs la température moyenne par saisons :

Hiver......	8,3	Été..........	20,2
Printemps...	10,9	Automne.......	12,3

Soit 12,9 pour la température moyenne de l'année.

Les mois où la température varie le plus souvent sont mars, avril et mai. Il n'est pas rare de constater à ces époques un écart de 10 degrés dans les vingt-quatre heures. Le même phénomène se présente aussi en hiver et dans un court espace de temps. Ainsi, quand le soir, après une belle journée, le ciel est clair, bien étoilé et sans nuages, on peut prévoir pour le lendemain un abaissement considérable de température. Quand, au contraire, le ciel est nuageux ou qu'il pleut, les variations thermométriques sont peu sensibles, et le thermomètre ne descend jamais jusqu'à 0°. Or, comme le ciel est presque toujours couvert de nuages en hiver, il en résulte que les froids sont modérés ; leur plus grande intensité se manifeste depuis le 15 décembre jusqu'au

15 février; il est rare qu'ils soient continus, et le moindre vent du midi les abaisse ou les fait cesser.

Pluies. — Les pluies sont très-abondantes surtout en été et en hiver ; elles ne contribuent pas médiocrement à entretenir dans l'air une grande quantité d'humidité. La quantité annuelle moyenne de pluie qui tombe dans le canton est de 796 millimètres. En désignant par 100 la quantité de pluie que la terre reçoit pendant le cours de l'année, on trouve, par le relevé de dix ans d'observations, les relations suivantes pour les quatre saisons :

Quantité de pluie relative.

Hiver.......	37	Eté...........	17
Printemps...	21	Automne......	25

Le nombre annuel moyen des jours de pluie est de 128.

Vents. — Les vents sont les grands arbitres des changements atmosphériques. Après la latitude et l'altitude, ce sont ceux qui exercent la plus grande influence sur la température des saisons. Ils purifient l'atmosphère, ils adoucissent l'air des climats froids et rafraîchissent celui des pays chauds.

Les vents qui dominent dans notre pays sont ceux d'ouest et du sud-ouest, et ils sont souvent les précurseurs de la pluie ; celui d'est qui accompagne toujours le beau temps est frais et très-modéré. Il résulte des observations faites pendant les six dernières années que :

Le vent d'ouest a soufflé.	. . . . . .	395 fois
—	du sud-ouest	582 —
—	du nord-ouest.	358 —
—	du nord est.	342 —
—	du sud-est	183 —
—	du sud	59 —
—	d'est.	184 —
—	du nord.	57 —

Baromètre. — La connaissance de la pression atmosphérique et de ses variations est moins importante que celle des éléments que nous venons de considérer; elle paraît être sans influence sur la santé des hommes et des animaux, et sur l'activité de la végétation. Néanmoins elle intéresse le météréologiste et peut avoir des applications utiles pour prévoir les changements de temps et mesurer des différences du niveau à l'aide du baromètre. D'après les observations faites par *Dufau* pendant une période de cinq ans, l'amplitude de l'oscillation barométrique moyenne mensuelle est à Dax de 18 mm. 20.

Hygrométrie. — L'air contient toujours une certaine quantité de vapeur d'eau qui, comparée à celle qu'il pourrait renfermer, s'appelle humidité relative, pour la distinguer de l'humidité absolue.

L'état hygrométrique de l'air joue un grand rôle dans les qualités sédatives du climat de Dax; l'humidité y est considérable, et la moyenne hygrométrique est de 80 à 90, c'est-à-dire, que l'air pouvant dissoudre une antité de vapeur d'eau égale à 100, en contient 80 à.

90. Cet excès d'humidité est dû à deux causes principales : 1° à l'état général de l'atmosphère qui est normalement chargé de beaucoup de vapeurs ; 2° à la présence des nombreuses sources d'eau chaude qui répandent dans l'air des masses de vapeurs condensées.

Les brouillards sont très-fréquents, et s'élèvent du lit de l'Adour ; ils se montrent le matin, mais ils sont dissipés avant midi par les rayons du soleil.

La neige tombe rarement, et jamais elle ne séjourne assez longtemps à la surface du sol pour y exercer une influence fâcheuse sur la végétation.

Il est rare qu'il grêle à Dax ; c'est au printemps que ce phénomène météorologique a lieu. Il nous tombe aussi quelquefois de la grêle pendant les orages, à l'époque des grandes chaleurs. Le volume des grelons ne dépasse pas celui d'un pois ordinaire, et n'est jamais assez grand pour dévaster les récoltes.

Le tonnerre, très-rare en hiver, gronde quelquefois au printemps et en été, et il a frappé à plusieurs reprises les arbres de nos avenues.

En général, les orages viennent du golfe de Gascogne, vers l'embouchure de l'Adour ; ils se bifurquent souvent à quelque distance en amont de Bayonne ; une partie du nuage orageux s'élevant vers le nord, dans le Maransin, et l'autre partie suivant le cours de l'Adour, pour aller éclater dans les vallées qui aboutissent à ce fleuve. Leur nombre varie entre 19 et 21 par année.

En résumé, le climat de Dax est caractérisé par une température hivernale élevée, un air chaud et humide, la prédominance des vents d'ouest et de sud-ouest, et il réunit les conditions les plus favorables pour l'hibernation des tuberculeux éréthiques. Il est également favorable aux malades atteints d'affections chroniques de la gorge et des voies respiratoires dont les variations atmosphériques, l'impression du froid ou d'un air trop excitant exagèrent les manifestations, les complications, ou en provoquent habituellement l'apparition.

CHAPITRE VI.

ETHNOGRAPHIE. — CARACTÈRE. — MŒURS. — LOGEMENTS. — CHAUFFAGE. — ÉCLAIRAGE. — VÊTEMENTS. — ALIMENTATION. — BOISSONS. — MENSURATIONS CRANIENNES. — LANGAGE.

« Issue d'un mélange d'aborigènes gaulois refoulés « vers les côtes occidentales de l'Atlantique par l'invasion des Celtes, de tribus celtiques conquérantes, et « d'Espagnols originaires du versant méridional des « Pyrénées, la population de notre pays offre plusieurs « traits qui rappellent notre origine mixte (1). » Mais dans cette fusion dont les types locaux se modifient chaque jour, la physionomie, la taille, le langage, les mœurs, les usages, tout annonce chez le Landais la prédominance du sang ibérien ; d'ailleurs, la tradition et l'histoire sont conformes à cette opinion. Les géographes et les historiens de l'antiquité n'ont pas flatté la peinture du caractère de nos ancêtres ; ils accusent les Aquitains d'inconstance, d'emportement et de perfidie, tout en confessant qu'ils rachetaient ces défauts par une bravoure indomptable, un amour passionné de l'indépendance et une intelligence vive et disposée à la culture. Mais ce qu'il y avait d'âpre dans ce carac-

(1) Amédée Thierry. Résumé de l'histoire de Guyenne.

tère s'effaça graduellement par le goût des lettres, des beaux-arts et du commerce.

Les habitants du canton sont d'une taille moyenne. Plusieurs sont très-bruns, mais le plus grand nombre a les cheveux châtains plus ou moins foncés. Dans la région des côteaux ils ont le corps généralement bien fait, bien musclé et peu chargé d'embonpoint ; les dents blanches, les traits du visage saillants et fortement accentués, surtout chez les vieillards. Ils ont le tempérament sanguin et sont prédisposés aux congestions et aux affections inflammatoires ; mais chez eux, de la maladie à la santé il n'y a qu'un pas : le retour en est prompt et facile. A la ville et dans la plaine la population est moins robuste ; elle présente une taille moins élevée, des membres moins développpés et moins agiles. Le défaut de souplesse dans les organes, l'irritabilité dans le système nerveux la prédisposent davantage aux spasmes et à l'éréthisme ; le sang est moins riche en globules et en fibrine, et cette différence est surtout sensible pour les personnes du sexe. Sur les sommets et dans les vallons bien ouverts, on rencontre des femmes fortement constituées, au teint brun, dégagées dans leurs formes, et douées d'une résistance de tempérament qui les endurcit contre les travaux les plus pénibles et les graves maladies. A la ville, elles sont plus jolies que belles, et à travers leur démarche gracieuse, leur taille svelte et légère, il est facile d'entrevoir une prédominance de lymphatisme.

Caractère. — Le Dacquois est intelligent, spirituel, enclin à la critique, railleur jusqu'à la satire et vif à la répartie. Ses mœurs sont douces et sociables; son esprit pénétrant le rendrait apte à la culture des arts et des sciences, s'il était moins indolent. Il aime avec ardeur les plaisirs et les fêtes bruyantes ; il n'est pas d'ailleurs de population plus affable et plus empressée à obliger et à accueillir les étrangers. Il est dommage que la constance ne soit pas toujours à la hauteur de ses autres qualités.

Le paysan est parcimonieux, avare, méfiant, très-rebelle aux innovations de tout genre, mais très-hospitalier; son avarice se révèle surtout en temps de maladie; il s'intéresse plus à ses animaux de travail qu'à sa famille. Pour ses vieux parents malades, il calcule, il temporise, il craint la dépense ; si la mort se fait longtemps attendre, il cède aux instances des voisins et aux remontrances du curé, et vient à la ville chercher le médecin, afin qu'on ne puisse pas jaser. Mais cette visite sera unique et son devoir accompli. Il est très-superstitieux et croit aux revenants, aux sortiléges, au mal donné. Les sorciers, les somnambules, les rebouteurs sont ici en grand crédit; c'est à eux que les paysans s'adressent souvent dans les maladies; ils ont surtout une grande foi dans ces rustres appelés renoueurs ou rhabilleurs, jongleurs émérites, très-habiles à réduire des fractures qui n'ont jamais existé ou des luxations anatomiquement impossibles. Leur art ne s'apprend, il est vrai, ni dans les livres, ni sur les bancs d'une école, ni à l'hôpital, mais ce qui vaut mieux pour les ignorants, c'est un secret, un don qu'ils ont reçu de leurs ascendants et qu'ils transmettront à leurs enfants Voilà pourquoi le meilleur médecin du monde ne peut leur être comparé, et, chose triste à dire, il y a des citadins intelligents qui partagent à cet égard la croyance des campagnards.

Logements. — Les habitations des paysans sont loin d'être luxueuses, mais ce ne sont ni des cabanes couvertes de chaume, ni des tentes, comme certains écrivains n'ont pas craint de le dire. Elles consistent en maisons de pierre, à deux versants et couvertes en tuiles. Chacune se compose d'un rez-de-chaussée et d'un premier étage qui sert de grenier. Au rez-de-chaussée se trouvent deux à trois chambres à coucher et la cuisine; celle-ci, qui est la pièce principale où se réunit toute la famille à l'heure des repas et de la veillée, reçoit le jour par une fenêtre petite et toujours unique pratiquée du même côté que la porte. Cette ouverture est le plus souvent dépourvue de vitrage, et un mauvais châssis encadré d'un linge grossier empêche tant bien que mal l'air extérieur d'arriver dans l'appartement. Le sol du rez-de-chaussée est ordinairement constitué par de l'argile fortement pisée. Des constructions rurales, telles que le four à cuire le pain, la bergerie, le toit à porcs s'élèvent aux alentours ; une mare à l'usage des animaux de la ferme est ordinairement établie dans la basse-cour ; et, devant la porte d'entrée, un dépôt d'ajoncs, de fougères et de terre végétale. Cet amas, destiné à pourrir et à fermenter avec l'aide des eaux ménagères, des déjections animales et des débris de toute sorte, dégage des exhalaisons qui, portées par le moindre vent à travers les ouvertures de la maison, sont respirées à pleine poitrine par les hommes, les femmes et les enfants. Il est facile de comprendre l'influence fâcheuse que ce voisinage peut exercer sur la santé, et notamment la ténacité de certaines fièvres intermittentes engendrées et entretenues par les miasmes de ces cloaques. Il y a là une réforme importante à opérer, réforme dont tout le monde reconnaît l'utilité; il ne faut rien moins que les conseils bienveillants et au besoin la fermeté du propriétaire, pour persuader au métayer que la préparation des engrais doit se faire loin de l'habitation.

Chauffage. — Partout on se chauffe avec du bois fourni par les ressources du pays. L'usage des cheminées est général, et on a conservé dans nos campagnes ces cheminées hautes et larges où tous les membres de la famille peuvent trouver place; elles ont sans doute l'inconvénient de consommer beaucoup de bois, mais le combustible est peu coûteux, et les ménages les plus pauvres trouvent le moyen d'alimenter leur feu. Ces cheminées ont l'avantage de purifier l'air dans les pièces où on se tient pendant une partie de la journée.

A la ville et dans la contrée des coteaux on brûle du bois de chêne; dans la zone forestière on consomme du bois de pin; à Saint-Paul, dans les quartiers d'Abesse et de Poustagnac les familles indigentes se chauffent avec de la tourbe qui y est assez abondante et dont la puissance calorifique est presque aussi forte que celle du bois.

Eclairage. Dax est la seule localité du canton qui soit éclairée au gaz; les établissements publics et quelques maisons usent du même mode d'éclairage, mais, en général, on se sert, soit du pétrole, soit de la bougie, rarement de chandelle. A la campagne, on use de torches grossières dont la mèche fabriquée avec de l'étoupe ou de vieux chiffons est recouverte d'une couche de résine; cet éclairage primitif et économique est maintenu sous le manteau de la cheminée par une pince en fer et suffit aux travaux de la soirée; il n'a pas d'ailleurs les inconvénients du pétrole dont l'emploi exige de grandes précautions.

Vêtements. — A la ville, on s'habille à peu près partout de la même façon, car, avec la facilité actuelle des relations, la mode fait vite son chemin; elle pénètre jusque dans les villages où il serait difficile de reconnaître sous ses habits d'apparat la jeune campagnarde habituée aux rudes travaux des champs. En dehors des jours de fête, la mise des paysannes est décente et bien entendue, au moins sous le rapport de l'hygiène privée; leurs robes sont amples, montantes et très-médiocrement serrées au niveau des fausses côtes, ce qui les préserve des dyspepsies et des étouffements auxquels sont exposées les femmes du monde qui pâlissent et souffrent sous leurs corsets de baleine. La coiffure se compose d'un mouchoir plus ou moins riche, suivant la position, noué au sommet de la tête et que les jeunes filles ont le talent de monter avec une séduisante coquetterie.

Les vêtements des hommes sont très-simples et consistent en un pantalon médiocrement large et toujours retenu par une ceinture de laine, en un gilet dont l'étoffe varie suivant la saison et une veste ronde, ample, et munie de deux poches latérales. La coiffure est le *béret* qui n'est autre chose qu'un bonnet plat et rond ; cette coiffure que plusieurs écrivains regardent comme un objet d'ornement, n'a été si généralement adoptée que parce qu'elle est l'hiver extrêmement chaude et ne gêne pas lorsque les vents soufflent avec violence. En hiver, l'habitant des campagnes use surtout de sabots; cette précieuse chaussure lui permet de marcher sur les terres les plus détrempées sans se mouiller les pieds. Cependant, on a pu remarquer que depuis quelques années, le paysan est devenu un peu plus soucieux de sa toilette; le dimanche, il dépose volontiers ses sabots pour prendre une chaussure plus légère, plus élégante, mais perméable et dans laquelle il s'enrhume facilement.

La manière dont on emmaillote les enfants en bas âge est absurde, et contraire aux règles les plus élémentaires de l'hygiène. Dès sa naissance, le nourrisson est enveloppé dans un maillot fortement serré et composé, quelles que soient la température et la saison, d'une couche en toile, d'un lange en laine et d'un vaste oreiller en plume qui lui laissent néanmoins la liberté des membres supérieurs. Le séjour dans cette étuve provoque la transpiration, active le pouls, échauffe la peau où il produit souvent des éruptions, et peut, on le comprend facilement, occasionner une certaine excitation cérébrale. Quoique ce vêtement diffère essentiellement du maillot contre lequel s'est exercée la plume acerbe de Rousseau, il n'en présente pas moins des inconvénients qu'il est important de faire disparaître. Il faut que l'enfant soit à l'aise, libre de ses mouvements, et que les pièces qui l'enveloppent soient souples et puissent le tenir chaudement. Le maillot anglais qui n'est autre chose qu'une longue robe ou sac de laine fine dans lequel on met le nourrisson avec une serviette entre les jambes, nous paraît réunir toutes les conditions désirables de simplicité et de commodité.

Alimentation. — Les propriétaires qui vivent sur leurs biens, les bourgeois, les artisans établis en ville et les métayers aisés se nourrissent généralement bien, et jouissent d'une bonne santé ; mais les petits ouvriers et beaucoup de colons ne peuvent, faute de ressources, se procurer une alimentation suffisante.

En ville, on fait trois repas : à huit heures du matin, à midi et à sept heures du soir ; dans les longues journées de la saison chaude, les ouvriers et les campagnards y ajoutent le goûter entre quatre et cinq heures. Le déjeuner se compose de chocolat au lait, et le plus souvent de café au lait, ce dernier constituant une nourriture insuffisante pour beaucoup d'estomacs ; un grand nombre de cultivateurs déjeunent de pain et de fromage fabriqués dans la maison ; les plus pauvres se contentent de pain de maïs et d'une sardine salée.

En ville il se fait une grande consommation de viande de boucherie, mais le prix en est tellement élevé que beaucoup de familles ne peuvent que très-exceptionnellement se donner ce genre de nourriture (1). Cette

(1) Comparé au tarif des villes voisines, et notamment du chef-lieu du

cherté de la viande est d'autant plus regrettable qu'ils est avéré que le travailleur qui reçoit une alimentation suffisamment animalisée perd moins de journées pour cause de dérangement de santé que celui qui est habituellement mal nourri. Pour une population de 26,000 âmes qui pourrait achalander nos boucheries, les relevés ne portent en consommation annuelle que 1,102 bœufs ou vaches, 2,946 veaux, 1,024 moutons et 4,400 agneaux formant un poids total de 546,445 kil., soit 20 kil. par habitant. Le métayer ne mange ordinairement de la viande de boucherie que le jour de la fête patronale et le mardi gras. Le porc lui fournit la seule nourriture animale dont il fasse usage; dans chaque maison, on élève un ou deux porcs que l'on tue à jour fixé. Ce jour est une fête: on réunit les parents et les voisins dans un festin où l'on consomme une partie de l'animal dont les restes sont salés pour être utilisés dans le courant de l'année; la graisse de porc et d'oie est généralement employée pour toutes les préparations culinaires.

On consomme aussi beaucoup d'oies grasses dont la chair est salée et conservée pour les besoins des ménages.

Le règne végétal fournit de plus amples ressources aux classes laborieuses. En ville et dans un bon nombre de villages, le pain est fait par des boulangers, mais à la campagne, on fait dans chaque maison du pain de maïs ou de seigle; le premier qui n'est pas désagréable

département; le tarif de la viande de boucherie à Dax n'est surpassé par aucun, et la viande nous est vendue plus cher que dans les villes avoisinantes.

au goût, lève assez mal et se digère difficilement; il n'est consommé que pendant l'hiver parce qu'il aigrit ou moisit durant la saison chaude, saison pendant laquelle il est remplacé par du pain fabriqué avec de la farine de seigle. La sophistication du pain n'est pas connue dans notre canton, et on n'a pas connaissance d'accidents produits par les altérations du blé, ni même du seigle. Nous parlerons plus loin du rôle joué par le maïs dans la production de la pellagre. Dans les campagnes on mange beaucoup de légumes: choux, haricots, navets pommes de terre.

Boissons. — Le vin est la boisson favorite des habitants du canton, et son usage est général à la ville et à la campagne; néanmoins, beaucoup de cultivateurs pauvres sont obligés de se contenter d'eau aiguisée de quelques gouttes de vinaigre. En jetant de l'eau sur du marc de raisin qui a servi à la fabrication du vin, beaucoup d'ouvriers préparent des piquettes qui acquièrent par la fermentation une saveur aigrelette assez agréable. Ces piquettes sont une grande ressource pour les travailleurs; elles étanchent parfaitement la soif, mais elles ont l'inconvénient, quand on en abuse, de produire des coliques et des diarrhées qui peuvent devenir dangereuses pendant la saison chaude; elles occasionnent aussi très-souvent des dyspepsies acides.

La bière est consommée en petite quantité, et son usage est presque inconnu à la campagne.

Quant aux liqueurs alcooliques et à l'absinthe, leur consommation est très-limitée, et nous sommes heureux de constater que l'alcoolisme est excessivement rare. On n'a pas, dans ce pays, la funeste habitude qu'ont aujourd'hui tant de gens de toute classe, de prendre le matin à jeun, les uns des vins alcooliques secs, les autres de l'eau-de-vie.

La consommation annuelle du canton, en vins, est de 22,000 hectolitres, et en eau-de-vie de 270 hectolitres.

Mensurations crâniennes. — Nous avons pensé qu'il serait utile de prendre des mensurations crâniennes et autres sur les habitants du canton, et nous nous sommes adressé à M. Hamy, professeur d'anthropologie au Muséum d'histoire naturelle, qui a bien voulu nous instruire dans ce but là. Nos observations, au nombre de 122, ont été prises avec le compas d'épaisseur et le ruban métrique, sur 74 hommes et 48 femmes; nous allons donner la moyenne de toutes nos mensurations.

	Hommes	Femmes.
Diamètre antéro-postérieur maximum de la tête.	183	179
— transverse maximum	146	145
— frontal minimum	43	41
— biauriculaire	131	121
— bizygomatique	89	69
— angulaire de la mâchoire	115	104
— des épaules	329	313
Distance des seins	189	149
Circonférence horizontale de la tête	55	52
— des épaules	100	95
— du bras	23	23
— de la cuisse	42	40
— de la jambe	29	28
Longueur du bras	26	25
— de l'avant-bras	26	24

	Hommes.	Femmes.
— de la main	19	17
— de la cuisse	39	37
— de la jambe	38	36
— du pied	23	22
— post-malléolaire	8	8

L'indice céphalique des hommes est de 79,77, et celui des femmes de 81.

La population de notre pays est donc brachycéphale. Les femmes qui, comme dans beaucoup d'autres races, semblent mieux conserver les caractères ethniques, se font remarquer par leur tête arrondie, leurs cheveux fréquemment noirs, leur front droit, les sourcils noirs bien dessinés, leurs yeux grands, vifs, expressifs, leur bouche finement accentuée, la belle conformation de leur cou et de leurs épaules, le beau développement de la partie antérieure et supérieure du thorax, et les fortes incurvations de la colonne vertébrale (1).

Doit-on attribuer à la conformation du bassin légèrement porté en arrière, par suite des incurvations rachidiennes, certaine facilité dans la parturition? Nous le croyons ; mais nous n'avons cependant pas chez nous l'habitude de la *couvade* qui existe encore dans certaines familles de la Biscaye et de la Navarre. (On entend par *couvade* l'habitude qu'avaient, d'après Strabon, et qu'ont encore certaines femmes, de se lever d'abord après l'accouchement, de mettre à leur place leur mari au lit, et de le servir.)

Les cheveux des habitants du canton sont le plus souvent châtains, quelquefois noirs ; ils sont fins. Les

(1) Ces incurvations ont été signalées par *Duchenne de Boulogne*, chez les femmes d'origine espagnole. (Étude physiologique sur la courbure lombo-sacrée. (Archives générales de médecine. Nov. 1866, p. 543.)

dents sont en général courtes, serrées et verticales. Le nez est aquilin ; les oreilles sont petites, aplaties et ourlées ; la couleur de la peau est le plus souvent brune.

Nous ne pouvons pas terminer cet exposé sans dire un mot d'un caractère qui a beaucoup occupé les anthropologistes, et que Bory de Saint-Vincent regardait comme un caractère de race ; nous voulons parler de l'écartement du gros orteil et même, ont dit quelques-uns, de son opposition. Dans un ouvrage publié en 1862 (1), M. le Dr Vernois, donne aux résiniers comme caractéristique une déformation du pied, constituée par un écartement considérable du gros orteil avec le second doigt, sans opposition, et il attribue ce fait à l'action de la position du pied sur l'échasse sur laquelle il montent et se fixent sur les pins pendant l'opération du piquage. Le Dr Réveil (2) s'est également occupé de la question, et, se basant sur plusieurs observations personnelles, pense que cet écartement du gros orteil constaté chez nos résiniers est dû à l'habitude qu'ils ont de marcher pieds nus ou avec de larges sabots. Notre distingué compatriote, M. Hector Serres qui, mieux que tout autre a pu étudier les faits, est arrivé à la même conclusion.

Nous admettons pour notre part cette interprétation, et la croyons véritable ; les résiniers, en effet, ne montent point sur les arbres ni sur les échasses pour se livrer à l'opération du piquage, c'est-à-dire pour faire

(1) De la main des ouvriers et des artisans au point de vue de l'hygiène et de la médecine légale.

(2) Note sur les résiniers des Landes. Recueil des travaux de la Société d'émulation pour les sciences pharmaceutiques, t. III.

des entailles aux pins, mais ils se servent d'une échelle particulière, qu'ils appellent crabe (chèvre); c'est une perche de pin de 10 à 12 centimètres de diamètre sur environ 4 à 5 mètres de hauteur, pointue au sommet, fourchue à la base, sur laquelle on laisse des saillies taillées en cul de lampe, espèce d'échelons que l'on ménage à distances égales. Quand ils sont arrivés à la hauteur voulue, ils appuient leur pied droit sur la saillie de l'échelle, et avec la partie antérieure de leur jambe et de leur cou-de-pied gauche dirigé transversalement, i enlacent le pin sur lequel ils vont pratiquer des entailles.

Ce caractère n'existe pas seulement chez des résiniers ; il se retrouve, et nous l'avons constaté, chez des cultivateurs qui n'ont jamais résiné, mais qui ont l'habitude de marcher pieds nus ou dans de larges sabots.

Cet écartement du gros orteil n'est point, comme on pourrait le croire au premier abord, une difformité ; c'est là au contraire, la disposition normale, naturelle du pied ; car il faut bien le dire, le pied, tel que la cordonnerie nous l'a fait, n'est pas précisément le pied que la nature nous a donné, et il n'est pas extraordinaire de retrouver ce caractère chez nos paysans dont le pied n'a pas été déformé par la chaussure. Les anciens le savaient bien, car cette disposition se retrouve dans la statuaire antique. « Le pied de l'homme, dit M. Victor Meunier (1), quand il n'a pas été déformé, est un organe de préhension, et ce qui est surprenant, ce n'est pas le parti que quelques peuples en ti-

(1) Victor Meunier. La philosophie zoologique.

rent, c'est l'impuissance à laquelle nous l'avons réduit. »

Langage. — Outre les courses de taureaux qui forment le principal amusement des fêtes locales de beaucoup de communes, les Ibères ont laissé dans le dialecte patois des traces de leur langue. On retrouve, en effet, dans l'idiome en usage parmi le peuple et les gens de la campagne des mots, des locutions, des tournures de phrases, et surtout une prononciation qui ont la plus grande analogie avec la langue et la prononciation espagnole. Je citerai dans le nombre :

Français.	Espagnol.	Patois.
Feu	Fuego (fouego)...	Houec.
Balai	Huso............	Hus.
Petit balai..........	Escobillon	Escoubilloun.
Morceau. Tronçon....	Trozo.	Troz.
Chaleur............	Calor	Calou.
Échasses...........	Zancos..........	Tchanques.
Épée	Espada..........	Spade.
Poire.	Pera............	Pére.
Pêcheur	Pescador........	Pesquedou.
Pourquoi...........	Porque..........	Perque.
Plier	Plegar	Plega.
Rissoler............	Tostar	Tousta.
Cracher............	Escupir..........	Escoupi
Finir	Acabar..........	Acaba.
Acheter............	Comprar.........	Croumpa.
C'est vrai..........	Es verdad........	Es bertat.
Ici	Aqui............	Aqui.

Comme on vient de le voir par les quelques mots que nous venons de citer, notre patois a certaines analogies avec la langue castillane; en patois comme en espagnol il y a des longues et des brèves, et nous scandons les mots; exemple : cōchou (ce trait marque la longue), petit garçon ; cadēira, chaise ; spāde, épée. A proprement parler, le patois n'a pas une orthographe bien définie; on peut dire que dans la plupart des mots les lettres se prononcent comme en espagnol castillan ; exemple : *fuego* se prononce houec; *fumar*, fumer, se prononce huma; notre patois se distingue donc par l'élision de la lettre F. On ne peut qu'imparfaitement rendre par écrit l'analogie de ces deux langues ; c'est surtout dans la façon de prononcer les mots que la ressemblance est frappante.

Si la plupart des mots de notre patois dérivent de l'espagnol, nous en avons néanmoins un grand nombre qui semblent provenir directement du grec et qui sont le nom d'un grand nombre de villages et du département des Landes. Nous allons en citer quelques-uns que nous empruntons à un ouvrage de M. Ribadieu (1).

Arengosse...	de χορτη γνωος........	Fort; tombeau.
Biscarosse ..	de πισοκαρος (Dorien)	Poix et cire.
Biganos ...	de βια γανος..........	Force, éclat.
Labouheyre.	de βουιερεω............	Immoler des bœufs (2).
Buglose	de βουγλωσσος.........	Langue de bœuf.
Goos.......	de γοος...............	Gémissement.
Laluque	de λυκος..............	Loup.
Parentis....	de παραντης...........	Qui va en pente.
Pissos......	de πισος..............	Prairie.
Tarnos.....	de ταρνος.............	Mutilé.
Tyrosse	de τυρος..............	Tyr.

Outre ces noms de villages, nous avons d'autres

(1) Une colonie grecque dans les landes de Gascogne.

(2) *Labouheyre* a été de tout temps un marché considérable pour les bestiaux.

mots qui ont la même origine; nous citerons par exemple :

Péga (cruche), de πηγαιον, vase.
Patac (lutte bruyante), de πατασσω, σειν, battre avec bruit.
Squissa (déchirer), de σχισω, σειν, déchirer.
Pinasse (barque sans quille), de πιναξ, planche.
Mesple (nèfle), de μεσπιλη, néflier.

D'après M. Ribadieu, voici comment on pourrait expliquer la provenance de ces noms grecs. A une époque vraisemblablement antérieure au siècle de Périclès, quelques milliers de Crétois, après avoir contourné la péninsule ibérique, furent jetés par la tempête sur la côte d'Arcachon dont la baie fut pour eux un hâvre de salut, et auquel il donnèrent le nom de Αρκεσεων (le port du secours); ils se mêlèrent aux Aquitains, et formèrent un peuple à part se partageant en deux tribus désignées par les Romains sous les noms de Sociates et de Boii.

Ammien Marcellin, dans le XVe livre de son ouvrage, cite le passage suivant écrit par Timagène, d'Alexandrie, auteur grec contemporain de Strabon : « Les premiers habitants de la Gaule, nous dit-il, furent des indigènes appelés Celtes et des Doriens, qui sous la conduite d'un ancien *hercule* vinrent peupler les bords de l'Océan. »

CHAPITRE VII.

Eaux potables. — Tableau hydrotimétrique des eaux.

Les gens du monde se trompent étrangement en croyant que les eaux les plus pures sont les meilleures; ainsi, l'eau distillée qui est privée de sels et qui ne contient que quelques traces d'air, est fade, pesante à l'estomac et indigeste. Pour être potable, l'eau doit renfermer au contraire une certaine proportion de principes étrangers à sa composition atomique.

De toutes les espèces d'eaux naturelles, la plus pure est sans contredit l'eau de pluie, plus aérée que l'eau distillée; elle tient en dissolution toutes les substances qui existent dans l'atmosphère, telles que de l'oxygène, de l'azote, de l'acide carbonique, et de petites quantités de nitrate ou de carbonate d'ammoniaque; aussi, se prête-t-elle aux usages de la boisson et à tous les besoins de l'économie domestique. Elle est d'ailleurs constante dans sa composition comme dans son origine et sous ce rapport il n'y a pas possibilité d'établir des différences. Les variations se prononcent lorsque cette eau ayant atteint le sol, le traverse pour venir sourdre en un point éloigné de celui sur lequel elle est tombée; alors elle reparaît, modifiée dans sa composition première par les éléments divers que le terrain lui a cédés.

L'eau de pluie ne sert guère dans le canton qu'à des usages domestiques ; la propriété qu'elle a de dissoudre parfaitement le savon explique son emploi pour le lessivage du linge, et à ce point de vue, elle est bien supérieure à celle du lavoir de la Fontaine chaude.

Abstraction faite des sources qui se trouvent quelquefois dans les ophites, comme à Saint-Pandelon, ou dans l'intérieur de l'étage crétacé moyen, comme à Tercis, il existe dans le canton deux nappes d'eau souterraine. La plus importante, à la base des sables fauves ou dans les gîtes calcaires qui en dépendent ; la seconde, presque superficielle, se trouve dans les sables des Landes, et fournit la presque totalité de l'eau potable consommée dans cette région. La première repose sur les marnes lacustres du terrain miocène qui lui forme une assise imperméable, à la surface de laquelle elle s'épanche sur la rive gauche du Luy ; les principaux groupes d'habitations, situés en général au sommet des coteaux, sont alimentés par les sources des sables fauves. La nappe aquifère est rarement atteinte par des puits ; on préfère puiser directement aux sources placées sur les flancs des collines ; l'eau qu'elles fournissent est d'ailleurs limpide, fraîche, calcaire, irréprochable au goût, et réunit en un mot toutes les qualités nécessaires pour être potable.

La nappe qui existe dans la zone sablonneuse au contact du lapa est pour cette contrée ce qu'est le niveau placé à la base des sables fauves pour la région des coteaux ; mais il est impossible que cette eau soit pour la qualité comparée à celle des sables fauves. Elle retient toujours en dissolution et même en suspension une partie de la matière organique de la couche à la surface de laquelle elle est arrêtée; elle est trouble ou colorée en jaune brunâtre; sa saveur est styptique et désagréable; elle est exposée suivant les saisons à de grandes variations de température; enfin elle ne renferme pas des traces de carbonate de chaux. Cette nappe superficielle ne donne lieu sur les flancs des vallons qu'à des suintements sans importance et la contrée s'alimente au moyen de puits qui ont rarement plus de trois à quatre mètres de profondeur.

Le préjugé du vulgaire est en faveur des eaux de sources qui sont considérées comme les plus fraîches, les plus agréables et les plus pures; celles des cours d'eau n'entrent point dans l'alimentation, leur température se mettant rapidement en harmonie avec celle de l'atmosphère. Il en résulte qu'en été elles sont trop chaudes et qu'en hiver elles sont glacées; elles contiennent en outre des impuretés qui les rendent désagréables. Les cultivateurs, qui le savent bien, alors même qu'ils doivent travailler sur les bords d'un ruisseau ou d'une rivière, emportent de l'eau lorsqu'ils ne doivent point trouver de fontaine dans le voisinage de l'endroit où ils se rendent.

Les eaux qui alimentent les fontaines de la ville sont fades et d'une digestion difficile; quelques unes se troublent lors d'une grande pluie et se chargent d'éléments terreux.

L'une d'elles, celles du Cassourat, risque fort, à cause des constructions bâties dans son voisinage, d'être altérée par les infiltrations d'eaux ménagères, comme cela arrive d'ailleurs pour certains puits non murés. Ces infiltrations sont la cause de la présence dans certaines eaux d'une forte proportion de matières organiques qui peuvent produire des diarrhées, des dysenteries, peut-être quelques fièvres typhoïdes.

Deux des principales sources, celles du Cassourat et de la Cathédrale qui marquent 12,75 et 9,50, ont donné à M. Serres la composition suivante par litre :

	Cassourat.	Cathédrale.
Carbonate de chaux..........	0,0746	0,0437
Sulfate de chaux.............	0,0126	0,0280
Chlorure de magnésium.......	0,0387	0,0270
	0,1259	0,0987
Acide carbonique.............	2,25	Très-peu.

Le tableau suivant indique les titres hydrotimétriques des eaux principales de tout le canton, ainsi que des principaux bassins et cours d'eau.

SOURCES.

ANGOUMÉ.

Puits Corta..............	21 00

BENESSE.

Fontaine à Seps (Serres)...	28 00
— à Lesbouyries.....	19 00
— de Lauga........	21 00

CANDRESSE.

Fontaine de la carotte.....	18 00
— du grand bousquet	19 50
— du Pourrut du pont (ou de Pichot)..........	10 00

DAX.

Fontaine du Cassourat (Serres)....................	12 75
— de la cathédrale (Serres)..............	9 50
— Ste-Claire (Serres)	23 50
— St-Pierre (Serres)	29 00
— du Pouy d'Eouze (Serres)...............	29 00
— des Lazaristes (Serres).................	13 00
— de Berdot.......	10 00
Puits de l'hôtel du commerce (Serres)............	36 00
— communal de la place	

DAX (*suite*).

du Sablar (Serres)......	61 00
— Marcadieu (Coudanne)	53 00
Fontaine jaillissante au Sablar (Coudanne)........	13 00
— de Pédémoundine (Serres)...............	6 00
Puits de Makouaou.......	10 00
Fontaine de Bénédit	9 00

GOURBERA.

Fontaine de la tuile (Serres).	2 20
Puits communal (Serres)...	2 50

HERM.

Source de St-Antoine (Serres)	1 50
Puits communal (Serres)...	5 00
— du quartier de Lahourate (Serres)...........	9 00
Fontaine de Pinteséque....	7 00

HEUGAS.

Fontaine du Chuc (Serres).	15 75
— de Heugas.......	14 00

MÉES.

Fontaine de Meslé (Coudanne)................	16 00
— du bourg........	8 00

NARROSSE.

Fontaine de Camé (Serres).	23 00
— de Pomaret......	9 00
— du château......	14 00
Puits communal..........	18 00

ŒREYLUY.

Fontaine de Courtaut.....	8 50
Puits du presbytère.......	25 00

SAINT-PANDELON.

Source ophitique du pont (Serres)...............	23 50
Fontaine de Bertrucq......	13 00
— du Hachat.......	9 00

SAINT-PAUL-LÈS-DAX.

Fontaine de Coupegorge...	29 00
— du Mainot.......	23 00
— de Blasion.......	21 00
— de Cabannes (Serres)..................	18 00
— de Frison (Serres)	14 00
— de Christus (Serres)	14 50
— d'Anïaout (Serres)	22 00
— du Groc (Serres).	20 00
— de Gurs (Serres)..	13 00
— de Dorus (Serres).	8 00
— de M. Gardilanne (Coudanne)...........	19 00
— de Casteterabe...	24 00
Source du Clérou (Serres).	5 50
Fontaine jaillissante de Gischia	22 00
— de Ravelin.......	15 00
Puits du passage à niveau de Cabannes (Serres)....	40 00
— de la Bernadère (Serres)..................	18 00
Fontaine de la cantine d'Abesse.................	10 00
— de Maoubos (à Ardy).................	23 00
— de Labat........	5 50

— de Cayenne...... 2 00
— des Esbats....... 8 25

RIVIÈRE.

Puits de la gare (Serres)... 37 50
Fontaine de Tintey....... 10 75

SAUBUSSE.

Fontaine neuve.......... 7 00
Puits du bourg.......... 16 00

SAUGNACQ.

Fontaine de Montbernat... 18 00
Puits Ducamp........... 11 00

SAINT-VINCENT DE PAUL.

Puits du berceau de Saint-Vincent............. 9 50
— Nogaro 11 50
— de l'orphelinat de Buglose 4 75

SEYRESSE.

Fontaine du Bas.......... 10 50
Puits du grand Carrère.... 16 00

SIEST.

Source d'Una (Serres)..... 17 00
— du moulin (Serres).. 25 00
Puits du château de Lassalle (Serres) 32 00

TERCIS.

Source de Lesboueyries (Serres).................. 14 50
— du lavoir de Hontarède (Serres).......... 26 00
Fontaine de la Bagnère (Serres)............... 16 50

THÉTIEU.

Source près la maison Beyron (Serres)........... 12 00
Fontaine du presbytère.... 9 00

YZOSSE.

Puits public vis-à-vis la mairie.................... 17 00
— Sanguinet 11 50
— de Coudiscla 13 00

Bassins et cours d'eau.

Abesse. — Eau de l'étang............................... 7 00
Dax. — L'Adour sous l'arche marinière du pont (Serres).. 6 à 11 20
— Ruisseau d'Aigne-Rouge (Serres)......................... 4 75
Herm. — Ruisseau.. 1 50
Gourbera. — Ruisseau du moulin à scie (Serres)............. 2 20
— Ruisseau du moulin de Bouhettes (Coudanne)............... 1 50
Le Luy, au pont d'Oro, près Saugnacq (Serres)............... 13 00
— au pont de Saint-Pandelon (Serres)............... 11 à 14 00

Saugnacq. — Eau du Luy, au pont........................ 14 00
Siest. — Ruisseau du Bassecq.............................. 18 00
Saint-Paul. — Bassin du moulin de Poustagnac............. 4 75
— Ruisseau du moulin de Cabannes (Serres)................ 1 50
— Ruisseau de Mahourat (Serres).......................... 4 20

Malgré la diversité de leur provenance et la différence de leurs propriétés chimiques, les eaux du canton de Dax n'ont jamais causé de maladie endémique. Néanmoins le régime des eaux de la ville laisse à désirer sous le rapport de leur qualité et de leur distribution, et nous espérons que cette question qui préoccupe, à juste titre, notre administration municipale, sera résolue conformément aux vœux et aux besoins de la population.

CHAPITRE VIII.

EAUX MINÉRALES ET BOUES.

1° *Eaux minérales.*

Le canton de Dax est riche en eaux minérales, principalement caractérisées par leur température; ces eaux, renommées dès la plus haute antiquité pour leurs puissantes propriétés thérapeutiques, se trouvent dans les communes de Dax, Tercis, Saubusse et Saint-Pandelon.

Les sources minéro-thermales qui ont donné leur nom à la ville sont très-nombreuses, et aussi remarquables par l'élévation de leur température que par l'abondance de leur débit. Leur mérite était déjà connu et apprécié à l'époque de la domination romaine, et l'on rapporte que Julia, fille d'Auguste, vint y prendre des bains et y recouvra la santé; ce serait, dit-on, à cette cause qu'il faudrait rapporter le nom de Julia, attribué à l'une des portes de la ville. Mais après avoir eu leurs jours de splendeurs, les eaux de Dax, malgré la douceur du climat, ont été longtemps délaissées. Ne jouissant que d'une réputation locale qui attirait chaque année un nombre assez considérable d'habitants du pays et des départements voisins, elles n'offraient point aux malades ces conditions de confort si nécessaires pour exercer de l'attraction sur une clientèle éloignée. Grâce à la création d'un magnifique établissement thermal et à l'amélioration de ceux qui existaient déjà, grâce surtout à la publicité donnée aux résultats obtenus, Dax a reconquis son ancienne réputation et reçoit une nombreuse et élégante société venant de tous les points de la France et de l'étranger.

Situées sur la rive gauche de l'Adour et réparties sur un espace très-étroit relativement à sa longueur qui, est d'environ 1,200 mètres, les sources thermales émergent de l'alluvion et se déversent dans le fleuve. Quoique provenant du même gisement et ayant la même origine, elles diffèrent légèrement par leurs propriétés chimiques et leur température; et ces différences s'expliquent par les modifications de composition et de thermalité qu'elles ont éprouvées dans leur parcours souterrain. La température des eaux thermales de Dax est, suivant les sources, de 45° à 61° centigrades; elles sont limpides, incolores, inodores, sans saveur bien définie et onctueuses au toucher; elles ramènent au bleu le papier de tournesol rougi et font virer au vert l'infusion bleue de violettes. Leur densité est un peu supérieure à celle de l'eau distillée; de leur surface se dégagent spontanément, sous forme de bulles, des gaz presqu'entièrement composés d'azote ; néanmoins, l'analyse y a constaté 1 à 2 centièmes d'acide carbonique et des traces d'oxygène.

Par leur composition chimique elles appartiennent à la classe des eaux sulfatées mixtes ou sodico-calciques, ainsi que le démontre l'analyse qui en a été faite par

M. Hector Serres et dont voici le résultat pour ce qui concerne la Fontaine-chaude (1).

Gaz en solution.

Acide carbonique......	4 cc.	60 c.
Oxygène............	3	55
Azote..............	11	45
	19 cc.	60 c.

Principes fixes.

Acide carbonique des carbonates...........	0,04585
— sulfurique........................	0,34382
— silicique..........................	0,02800
— phosphorique......................	traces
Chlore..................................	0,17465
Potasse.................................	traces
Soude..................................	0,17478
Chaux..................................	0,19983
Magnésie...............................	0,06454
Fer....................................	traces
Manganèse..............................	traces
Iode...................................	traces
Brome..................................	traces
Matière organique......................	traces
Total.......	1,03147

Dans une communication faite à la Société de Borda le 4 avril 1878, M. Landry, pharmacien à Dax, a annoncé avoir constaté dans la même source la présence de la lithine et du fluor. La présence de la lithine y

(1) Nous avons puisé tous ces renseignements dans les Considérations sur les *Sources thermo-minérales de Dax, et analyse de six d'entre elles*, par M. Hector Serres (communication à la Société de Borda, 1er trimestre 1876).

avait déjà été préventivement signalée par M. Coudanne.

Les bassins de réception des sources, les filets qui en dérivent, les fossés d'écoulement et tous les réservoirs quelconques exposés à la lumière solaire nourrissent des hydrophites ou conferves parmi lesquelles nous signalerons l'*anabaina thermalis et l'oscillaria Grateloupi* (Bory).

Fontaine chaude. — La source la plus importante, celle dont sont tributaires la plupart des établissements balnéaires, est la Fontaine chaude. Située à l'intérieur de la ville, à 130 mètres du pont d'où l'on aperçoit le nuage de fumée qui s'en dégage, elle est retenue dans un bassin de forme carrée dont la façade principale s'appuie sur cinq colonnes engagées, surmontées d'un entablement d'ordre toscan. Neuf robinets placés entre les piédestaux de ces colonnes débitent, en vingt-quatre heures, une moyenne de 1,869 mètres cubes d'eau ; l'excédant du produit, reçu dans un canal souterrain, va alimenter deux lavoirs, tandis que la majeure partie de l'eau fournie par les robinets va se perdre dans le fleuve. La température, prise sur les bord du réservoir, est de 61° aux robinets; elle varie et descend quelquefois jusqu'à 53°. Au milieu de ce vaste bassin, dont la surface est de 343 mètres, on aperçoit une large dépression où l'eau arrive en bouillonnant : c'est le point d'émergence de la source. De cette nappe bouillonnante s'élèvent constamment de nombreuses bulles de gaz qui, jointes aux vapeurs qui se dégagent de toute sa surface, donnent à cette magnifique fontaine l'aspect d'une large chaudière en ébullition. Une ancienne tradition populaire attribuait à cette source une profondeur incommensurable, et cette croyance était accréditée par une expérience tentée en 1701 sous les yeux du duc d'Anjou, futur roi d'Espagne. On rapporte que lors de son passage à Dax, ce jeune prince eut la curiosité de faire sonder la fontaine, et qu'on fut obligé de renoncer à l'opération après avoir épuisé sans succès plus de mille brasses de cordes. Des expériences ultérieures ont démontré que le fond s'élève constamment par suite du soulèvement et de l'accumulation du dépôt végéto-minéral de la source, et que la profondeur actuelle du gouffre prétendu insondable est de 2 à 3 mètres. A part les deux lavoirs qu'elle alimente et quelques établissement balnéaires dont elle assure le service, l'eau de la Fontaine chaude n'est utilisée que par les boulangers pour la fabrication du pain et par les ménagères pour divers usages domestiques. Beaucoup d'artisans en boivent, par mesure hygiénique, une verrée tous les matins. Quelques industriels la débitent aux gens de la campagne, après l'avoir additionnée d'un peu d'eau-de-vie ; mais son usage, d'ailleurs très-restreint, ne réalise pas les bienfaits que le vulgaire lui attribue.

Groupe du port. — Il comprend huit griffons qui émergent de l'alluvion à l'extrémité du port. Récemment captés et recueillis dans un réservoir dont la température oscille entre 57° et 60°, ils alimentent le bassin générateur des boues appartenant aux Thermes.

Le Pavillon. — Cette source, la principale des Baignots, débite à la cuvette, d'après le Dr Raillard, 2,000 à 2,500 litres d'eau par heure. Sa température est variable, mais elle marque le plus souvent 53°. On l'utilise pour les bains ordinaires; elle sert aussi à entretenir la température des boues, avec lesquelles elle communique.

Le Bastion. — Ainsi nommé en souvenir du bastion qui occupait depuis 1523 une partie du terrain sur lequel les Thermes ont été construits, cette source a été captée pour le service de l'établissement. Le puits qui la contient descend à 5 mètres 37 cent. au-dessous du 0 de l'étiage de l'Adour; il repose sur un banc de sable grossier et de menu gravier. Sa température est de 59° 8/10, et son débit, d'après MM. les Drs Larauza et Delmas, varie, suivant la charge hydraulique, de 240,000 à 500,000 litres par vingt-quatre heures.

La Buvette. — Plutôt encaissée que régulièrement captée, cette source émerge d'un sable siliceux d'origine adourienne, près des bains de Saint-Pierre. Dans le fossé des remparts sa température est de 45° centigrades.

Source Séris. — Captée dans un bassin de 60 mètres de surface, cette source alimente les piscines de l'établissement, lequel s'est approprié en outre, pour la faire servir aux baignoires et aux douches, une des sources qui sourdent entre l'Adour et l'allée des Baignots. Sa température est de 43°, et son débit de 75,000 litres par jour.

Demi-Lune. — Cette source, qui tire son nom de la muraille à l'extrémité de laquelle elle sourd, était encore affectée il y a quelques années au service des indigents. Elle sort horizontalement d'une fissure de la dolomie, et marque 54° centigr. Elle est très-abondante, et charrie par intervalles quelques bulles de gaz.

Plusieurs autres sources, notamment celles du *Roth*, de *Sainte-Marguerite*, du *Trou-des-Pauvres*, du *Puits-du-Château* n'ont été l'objet d'aucune étude sérieuse.

2°. BOUES.

En surgissant à la surface du sol, les eaux minérales échauffent les dépôts limoneux fournis par les débordements de l'Adour, et leur abandonnent une partie de leur sédiment, tout en leur communiquant une thermalité notable. En outre, sous l'influence des rayons solaires, il se développe au sein de ces eaux des conferves appartenant principalement aux oscillariées, et c'est un élément de plus, vrai limon végétal, analogue à celui des bassins de Néris, si bien décrit dans un mémoire de Becquerel et de Laurès (1), et dont les propriétés présumables s'ajoutent à celles du limon minéral.

« Les boues de Dax, dit M. Hector Serres, qui a fait une étude approfondie de nos richesses hydrologiques, étant composées d'un limon minéral et d'un limon vé-

(1) Annales de la Société d'hydrologie de Paris, t. I, p. 502.

gétal, constituent une espèce particulière, assez rare, qu'on ne retrouve nulle part en France, si ce n'est à Préchacq, petit village à trois lieues de Dax et situé, comme cette ville, dans la vallée de l'Adour. Le premier de ces éléments complexes de cette espèce de boue végéto-minérale en est aussi le plus considérable, il provient des débordements de l'Adour. Le second est formé de la substance même des corps organisés qui naissent, vivent et meurent dans l'eau thermale. A cette double base principale, il faut ajouter, d'un côté, les résultats de l'évaporation spontanée, et de l'autre, avec bien plus de certitude, celui de l'action réductible que lesdits corps organisés (oscillariées) exercent sur les bicarbonates terreux et métalliques dissous dans l'eau. »

Cet exposé suffit pour démontrer que nos boues diffèrent essentiellement de celles actuellement connues et employées en thérapeutique. Elles sont noirâtres, gluantes et très-onctueuses au toucher, tachant fortement le linge et même le corrodant ; elles ont un goût styptique et une odeur *sui generis*.

Outre les principes contenus dans l'eau minérale, on trouve dans ces boues de la silice et de l'alumine qui en forment la base, de l'acide sulfhydrique, des sulfures, des sulfites, des hyposulfites, du fer et de la matière organique.

Voici, du reste, une analyse des boues de Dax, due à M. Guyot-Dannecy, pharmacien en chef des hôpitaux de Bordeaux.

Séchées à une température de 100° jusqu'à ce qu'elles aient cessé de perdre de leur poids, elles ont donné à l'analyse les résultats suivants :

Silice	796 gr.	51 c.
Alumine	76	21
Protosulfure de fer	29	31
Oxyde de fer	24	68
Magnésie	16	32
Chlorure de sodium	1	29
Matière organique combustible	50	97
Iode Brome Potasse très-sensible Perte	4	71
	1000 grammes.	

Quant aux différentes conferves des eaux de Dax, elles contiennent de l'iode et du brome. Incinérées après avoir été desséchées, elles laissent 45 0/0 de cendres composées de chaux, de magnésie, de fer, de chlore, de soufre, de manganèse et d'acide carbonique à l'état de carbonates. En outre, au contact des matières organiques, conferves ou autres, les eaux de Dax donnent lieu à la production de la sulfuraire. (Serres.)

ACTION PHYSIOLOGIQUE ET THÉRAPEUTIQUE DES EAUX THERMO-MINÉRALES ET BOUES DE DAX.

L'eau thermo-minérale de Dax est utilisée : 1° à l'intérieur, en boisson ; 2° à l'extérieur, en bains et douches ; 3° à l'état de vapeurs naturelles se dégageant des griffons ou des bassins de captage ; en applications générales ou bains de vapeur dans des étuves, en applications locales, soit extérieures ou topiques, soit intérieures, sous forme d'humage ou d'aspiration, au moyen d'appareils spéciaux placés comme les étuves sur les griffons des sources.

A l'intérieur, de temps immémorial, elle est employée le matin à jeun par les habitants de la localité à sa température native, soit pure, soit édulcorée avec un peu de cassonade et additionnée de quelques gouttes d'eau-de-vie. Les deux effets obtenus en pareil cas, quand les doses ne dépassent pas deux ou trois verres, sont une diurèse assez abondante, une plus grande facilité dans les évacuations alvines, le tout suivi d'un réveil rapide de l'appétit.

En dehors de cet usage banal, lorsqu'on l'utilise dans un but thérapeutique, elle est très-facilement tolérée par l'estomac. A faible dose, de 200 à 300 grammes, elle est franchement diurétique; laxative, à dose plus élevée, de 500 à 1,000 grammes; sudorifique, quand on la prend à la température originelle; jamais elle n'est excitante au delà d'une très-juste limite.

Elle produit rapidement la régularisation des évacuations alvines, et comme conséquence, le réveil de l'appétit, la facilité des digestions et le retour des forces. Il n'est pas rare de la voir ramener un flux hémorrhoïdaire ou menstruel interrompu ou supprimé.

A l'extérieur, ses effets, on le comprend, sont subordonnés à la température et à la durée de l'application. Très-franchement sédative dans un bain de 30 à 36° et de 30 à 45 minutes de durée, elle devient résolutive et même révulsive quand on l'administre à une température plus élevée, dans un bain ou sous une douche de quelques minutes. Ces effets qui se traduisent immédiatement par le calme dont jouit le baigneur, par la rubéfaction des téguments et la suractivité de la circulation, s'accentuent par la répétition des applications et la durée du traitement.

Au bout de peu de jours, de deux à cinq en moyenne, elle produit une sorte d'excitation générale qui amène le retour momentané ou une augmentation passagère de douleurs existant précédemment. Cette excitation dure peu en général ; parfois cependant elle se prolonge pendant toute la durée du traitement, produisant des manifestations douloureuses tantôt dans un point, tantôt dans un autre, mais toujours momentanées. En thèse générale, on peut dire que plus cette excitation a été forte au début, plus elle s'est prolongée, meilleur sera le résultat final de la cure.

Chez les individus sujets aux coliques néphrétiques, l'administration de cette eau provoque l'expulsion non douloureuse de petits graviers, et le malade n'est le plus souvent prévenu de leur présence que par le bruit qu'ils font en tombant dans le vase. M. le Dr Raillard, directeur de l'établissement des Baignots, nous a affirmé qu'il ne se passait pas d'année où il ne fût appelé à constater de semblables résultats.

Les effets produits par les bains de vapeurs qui se dégagent de l'eau des sources ne diffèrent pas sensiblement de ceux que nous venons d'énumérer. L'excitation est plus forte et plus prompte, et on se l'explique facilement, quand on met en ligne de compte l'action propre à la friction générale qui suit le bain, et à celle de la douche qui le termine. Au point de vue thérapeutique, les effets consécutifs sont beaucoup plus profonds, et les résultats plus complets et plus durables.

Les boues sont employées en applications générales ou bains dans des piscines, et en applications locales dans des vases spéciaux. Les effets immédiats sont subordonnés à la température du bain et à sa durée.

A basse température, de 35 à 40°, l'excitation produite est beaucoup plus accusée que dans le bain d'eau minérale simple ou même dans l'étuve. Elle se traduit par une accélération très-accentuée du pouls, par des sensations de picotement ou de succion sur les parties des téguments qui sont en contact avec la boue, quelquefois par un peu de céphalalgie et de dyspnée, et si le bain se prolonge, quelques gouttes de sueur viennent perler sur le front et la face du baigneur. A partir de 40° cette excitation devient de la révulsion franchement caractérisée, qui se manifeste par une rubéfaction plus accusée sur les parties immergées dans le limon, une accélération plus prononcée des battements artériels et une sudation des plus abondantes.

Les effets consécutifs sont les suivants : stimulation plus considérable que celle résultant des bains d'eau minérale ou de vapeurs, et comme conséquence, une sensation de force et de bien-être insolites. L'exaspération des douleurs existant précédemment et le retour de celles qui ont disparu depuis longtemps sont de règle, mais un ou deux jours de repos en font justice. En d'autres termes, les bains de boue agissent par leur excitation révulsive en modifiant le fonctionnement de la peau, en rétablissant et activant la nutrition, et tous les actes qui en dépendent.

Après les détails préliminaires dans lesquels nous

venons d'entrer, il est bien temps de s'occuper de la mise en pratique des agents thérapeutiques dont dispose la station de Dax, car quoique les effets thérapeutiques ne soient pas des corollaires des effets physiologiques, ils en dépendent cependant en quelques points.

Les rhumatismes de toute espèce rentrent dans le traitement habituel de Dax; ici doit être invoquée la thermalité, mais en même temps la vertu sédative. C'est surtout aux rhumatisants à constitution lymphatique exagérée, à forme torpide, que conviennent la combinaison des bains d'eau minérale et des bains de boue. On obtient par ce moyen des résultats avantageux dans l'hydarthrose pour le rétablissement des mouvements articulaires. Il est de même des *contractures, des atrophies musculaires*, *des viscéralgies liées au rhumatisme*, et dans ce dernier cas l'usage interne de l'eau chaude s'allie avec succès aux moyens externes.

Les eaux de Dax conviennent encore dans le traitement des désordres de mouvements consécutifs à un grand traumatisme, plaies par armes de guerre, blessures graves, des ulcères atoniques, lésions syphilitiques cutanées ou tenant au système osseux, certaines maladies de la peau, etc. , etc.

Les vieilles entorses, les arthrites anciennes, ankyloses rhumathismales, les névralgies et surtout les sciatiques sont modifiées par l'emploi rationnel des eaux hyperthermales et boues de Dax.

« L'illutation prolongée dans les boues, dit M. le professeur Gubler (1), rend de grands services dans

(1) Journal de thérapeutique, année 1874 (de b. 451 à 551 et suiv.).

les tuméfactions articulaires, les ankyloses, les rétractions musculaires et tendineuses, aussi bien que dans les paralysies anciennes. » Et plus loin : « Au résumé, les paralysies consécutives aux maladies aiguës, paralysies hystériques, saturnines et les métalliques en général, ne peuvent que bénéficier de l'illutation prolongée dans les boues. »

Les eaux et boues de Dax sont encore expérimentalement indiquées, alors que le rhumatisme goutteux et la goutte se présentent à l'état chronique, et qu'ils ont déterminé ces états cachectiques à forme anémique spéciale, atonie digestive et atonie générale.

Les névroses, maladies utérines, la chlorose et l'anémie se trouvent bien de l'usage des eaux et boues de Dax.

Tel est, en l'état, le cadre pathologique auquel peut répondre la station de Dax ; mais le cercle ira bientôt s'élargissant pour elle, car aux ressources déjà si grandes fournies par ses eaux et boues thermales, elle peut ajouter l'action des *eaux mères*, que l'exploitation des mines de sel gemme trouvées en cette localité met à sa disposition.

Les *eaux mères* de la saline fournissent en effet un précieux moyen pour combattre certaines maladies de l'enfance et de la jeunesse dans lesquelles l'organisme a besoin d'être fortifié ; ainsi, la constitution lymphatique et la diathèse scrofuleuse sont-elles heureusement influencées par cette médication stimulante. Sans rappeler la place considérable que ces états constitutionnels occupent dans le cadre nosologique, et les affections nombreuses qui en sont la conséquence, il nous suffira de dire que la faiblesse générale, le rachitisme, les engorgements ganglionnaires, les lésions diverses des os qui se rattachent au lymphatisme et à la scrofule trouvent une application utile dans nos eaux mères.

Les eaux et boues thermales de Dax sont réparties et exploitées dans divers établissements alimentés par la Fontaine chaude ou par les sources particulières dont nous avons déjà parlé.

Ces établissements sont : Les bains *Rey*, *Hirigoyen*, *Auguste César*, *Sarailh*, *Lavigne*, *Lauquet*, *Séris*, les *Thermes romains*, les *Baignots* et les *Thermes*.

Les Baignots. — Cet établissement est situé sur les bords de l'Adour, à 500 mètres de la ville à laquelle il est relié par une promenade longeant le fleuve. Un vaste jardin servant de parc est attenant à la maison. L'établissement comprend : 1° une grande salle hydrothérapique ; 2° trois salles particulières plus petites: chacune d'elles est pourvue de tous les appareils aujourd'hui en usage ; 3° une salle avec cabines séparées, pour douches ascendantes et injections vaginales à pression graduée ; 4° dix-huit baignoires en marbre ou en métal pour bains minéraux simples ou additionnés d'eaux mères ; 5° huit piscines à boues avec appareils de douches en pluie et en jet ; 6° trois étuves naturelles avec douches avec pluie et en jet ; 7° une salle avec appareils pour les applications locales des boues, et pour les applications locales ou générales des vapeurs naturelles des sources, ou des vapeurs résineuses ; 8° une salle et des appareils de humage et de pulvérisation des eaux minérales prises sur place ou transportées;

9° une buvette sulfureuse alimentée par la source sulfureuse qui est adossée à l'établissement et captée avec le plus grand soin ; 10° un cabinet d'applications électriques avec appareils à courants induits et à courants continus. Les chambres à coucher, la salle à manger, le promenoir sont chauffés et reçoivent directement les vapeurs des sources.

Le Dr Raillard, propriétaire de la maison, dirige les malades dans le choix, dans le mode, dans les proportions et la durée des divers moyens de traitement. Sous son habile administration, et grâce à de grands sacrifices, les Baignots sont en mesure de répondre à toutes les exigences des malades.

Les Thermes. — Cet établissement, fondé par MM. les Drs Delmas et Larauza, s'élève sur le griffon des sources Sainte-Marguerite et du Bastion, et ne laisse rien à désirer sous le rapport de l'aménagement et du confortable.

Il comprend un corps central surélevé de trois étages et de deux bas-côtés; le corps central est séparé des deux bas-côtés par deux cours intérieures. Le rez-de-chaussée et tous les étages supérieurs sont consacrés aux logements des malades pensionnaires, du médecin et du personnel de la maison.

L'installation balnéo-thérapique communique par deux larges escaliers en pierre dure avec deux galeries vitrées larges de 2 mètres qui font le tour des Thermes, et sur lesquelles s'ouvrent les chambres des malades. Le service balnéaire dispose des appareils suivants :

Vingt salles à bains d'eau minérale, avec baignoire en marbre gris.

Douze salles de piscines à boues minérales, contenant une piscine traversée constamment par un courant d'eau minérale dont on peut graduer la température, et une baignoire en marbre dans laquelle le malade peut se laver après son immersion dans la boue.

Deux salles d'étuves, situées sur le réservoir collecteur de la source du Bastion, qui contient 500,000 litres d'eau.

Une salle de humage, recevant aussi les vapeurs d'eau minérale du grand réservoir collecteur.

Une salle pour les applications locales de boues, avec appareils spéciaux pour ces applications, et pour l'administration de douches locales en pluie, en jet, en lame.

Salles de bains en caisse à vapeurs simples, aromatiques, térébenthinées, etc., ainsi que des appareils pour douches de vapeurs simples ou médicamenteuses.

Des salles particulières de douches minérales en pluie et en jet, à l'eau froide et à l'eau chaude.

Deux salles pour la sudation et les massages, comprenant chacune quatre lits, sont affectés aux malades des deux sexes.

Un vaste bassin de natation, d'une longueur de 8 mèt. sur 4 mèt. 50 cent. de largeur, et d'une profondeur de 1 mèt. 40 cent. alimenté par l'eau minérale courante; des cordes attachées au pourtour de cette piscine, des anneaux, des trapèzes suspendus à la voûte de la pièce permettent d'exécuter des exercices que certaines lésions rendent utiles.

Une magnifique salle hydrothérapique qui comprend une belle piscine, des douches en pluie, en cercle, en jet, en cloche, etc.

Divers cabinets contenant des appareils pour douches ascendantes, vaginales, périnéales, et bains de siége à épingles.

Deux autres parties de l'établissement, dont l'une est réservée aux personnes qui n'habitent point la maison et l'autre est affectée au service spécial des pauvres et hospitalisés, offent en petit les mêmes ressources balnéaires.

Eaux de Tercis.

Par leur minéralisation, les eaux de Tercis doivent prendre place parmi les eaux chlorurées fortes. M. *Durand-Fardel* dans son Traité thérapeutique des Eaux minérales, annonce qu'elles contiennent plus de 2 gr. de chlorures. D'un autre côté, la présence constante et en proportion notable du principe sulfureux doit leur valoir le titre d'eaux chlorurées-sodiques-sulfureuses.

L'eau de la Bagnère, de Tercis, sourd dans la vallée du Luy, à travers une roche de formation crétacée. Sa température est de 37°, 5 au point d'émergence et de 39° aux robinets des baignoires ; son débit est de 97,920 litres par vingt-quatre heures.

Cette eau est claire et limpide, d'un reflet légèrement bleuâtre et d'une saveur salée ; elle dégage une forte odeur d'hydrogène sulfuré. L'eau de la Bagnère a été analysée en 1809 par MM. Thore et Meyrac, et en 1861 par M. Coudanne; voici le résultat de l'analyse faite par ce dernier :

Eau	1 litre.	
Hydrogène sulfuré libre	1 cc.	818594
Chlorure de sodium	2 gr.	1652
— de magnésium	0	1127
— de calcium	0	0172
Silicate de soude	0	0623
Sulfate de soude	0	0290
— de chaux	0	0935
— de magnésie	0	0085
Bicarbonate de chaux	0	1357
— de magnésie	0	0123
— d'ammoniaque	0	000813
de lithine	traces.	
— de fer	traces.	
Borates	traces.	
Phosphates	traces.	
Alumine	traces.	
Iodure alcalin	traces notables	
Matières organiques	0	1030
	2	7402

A l'état de santé, l'usage des bains de Tercis produit une excitation générale assez vive qui se traduit par de la chaleur avec accélération du pouls, provocation de sueurs plus ou moins abondantes et de l'insomnie.

L'homme malade éprouve ces effets généraux d'une manière bien plus marquée; en outre l'excitation se localise sur les parties affectées ; ainsi, les articulations atteintes de rhumatisme se gonflent, les douleurs se réveillent ou se déplacent, les éruptions cutanées chroniques reparaissent.

Parmi les maladies traitées le plus fréquemment à

Tercis, citons en première ligne le rhumatisme sous toutes ses formes, et, entre autres, celui qui après une période d'acuité tend à la chronicité, avec propension marquée à des recrudescences inflammatoires. Dans les engorgements survenus à la suite de rhumatisme articulaire aigu, les sources de Tercis rendent des services au même titre que celles de Plombières et de Néris.

Elles sont également utiles contre la sciatique et d'autres névralgies qui relèvent du rhumatisme, contre les paralysies de même origine, et les dermatoses squameuses à forme chronique.

On comprend l'avantage qu'on peut tirer dans le lymphatisme et la scrofule d'eaux chlorurées-sodiques-sulfureuses comme celles qui nous occupent. Aussi, le Dr Massie les vante-t-il contre ces deux diathèses, contre les engorgements glandulaires, les tumeurs et ulcères de nature strumeuse.

Eaux de Saubusse.

Les eaux et boues de Saubusse, dit M. Deville, connues sous le nom de bains de Joannin, sont situées sur la rive droite, et à 4 kilomètres de l'Adour, au milieu d'une lande marécageuse, à quelques centaines de mètres d'un moulin, dit Joannin. Ces eaux étaient plus fréquentées autrefois qu'aujourd'hui. L'installation consiste en une piscine en plein air, séparée en deux compartiments, celui des hommes et celui des femmes; on y prend des bains mixtes d'eau et de boue minérales.

L'analyse de l'eau de Saubusse est due à MM. Thore et Meyrac; voici la composition pour un litre d'eau :

Sulfate de chaux.......	0 gr.	048
Chlorure de sodium.....	0	080
— de calcium.....	0	095
— de magnésium..	0	095
Matière gélatineuse.....	0	010
Total.......	0	328

D'après M. Coudanne, l'analyse chimique de ces eaux convenablement captées donnerait sans aucun doute les mêmes résultats que celles de Dax.

On ne fait usage de ces eaux qu'à l'extérieur, dans les rhumatismes chroniques, les douleurs vagues, et les engorgements articulaires.

Eaux de Saint-Pandelon.

La source du Hour gît au pied du Pouy d'Arzet dans le voisinage des ophites et des marnes irisées.

Elle est distante de 50 mètres environ d'une carrière qui fournit des matériaux pour divers usages. La variété des roches qui en constituent l'ensemble et leur arrangement particulier lui donnent un aspect singulier et des plus imposants (Serres).

L'analyse de l'eau du Hour a été faite par M. Guyot-Dannecy; en voici le résultat :

Eau........ 1 litre.		
Chlorure de sodium...........	14 gr.	076
— de potassium.........	0	245
— de silicium...........	0	950
— de calcium..........	0	377
— de magnésie.........	0	053
Carbonate de chaux...........	0	262
Sulfate de chaux.............	0	006
Albumine et matière organique.	1	750
	17	716

Il existe à Saint-Pandelon deux ou trois sources du même genre, mais aucune d'elles n'a été utilisée en médecine.

CHAPITRE IX.

1° Etablissements hospitaliers. — 2° Service médicale gratuit.

Dax est doté d'un hôpital-hospice (1) qui assure aux malheureux de la ville un asile contre les maladies et les infirmité de la vieillesse. L'époque précise de sa fondation est difficile à déterminer; d'après le *Gallia Christiania* et un manuscrit des PP. Barnabites desservant le prieuré de Cambran, elle remonterait à l'an 1217. D'autres historiens croient que l'hôpital servit de léproserie lorsque, à leur retour d'Orient, les Croisés importèrent la lèpre dans tout le pays, et qu'il était au nombre de ceux auxquels Louis VIII, à sa mort, laissa de nombreuses aumônes. Ce qu'il y a de certain, c'est qu'il existait au XVIe siècle, puisqu'il figure dans un contrat du 26 décembre 1570 comme débiteur de 45 sols envers la compagnie de l'église d'Acqs.

En 1724, lorsque Louis XV interdit la mendicité, l'hôpital Saint-Eutrope fut désigné pour recevoir les malades indigents; mais des ressources minimes et un logement insuffisant rendirent si difficile l'exécution de cet arrêté, qu'un placet fut présenté au roi qui accorda

(1) L'*hôpital* est un établissement spécialement affecté au traitement des malades; l'*hospice* reçoit les vieillards, les infirmes et les incurables. Dans l'*hôpital-hospice* ces deux services sont réunis.

des secours et fit exhausser les murs d'un étage; preuve que l'établissement se composait seulement, à cet époque, d'un rez-de-chaussée.

Jusqu'en 1777, un autre hôpital, dit de Saint-Esprit, existait au Sablar, en face du pont actuel, et son histoire se confond avec celle de l'hôpital Saint-Eutrope. Leurs règlements et leurs administrations étaient les mêmes ; cependant le premier devait avoir une importance plus considérable, puisque le conseil administratif y tenait ses séances, lorsqu'elles n'avaient pas lieu au palais épiscopal. Mais les inondations de l'Adour étaient pour cet établissement non-seulement une cause d'incommodité, mais aussi d'insalubrité; les fièvres intermittentes y étaient fréquentes et produites par les sédiments boueux que le fleuve laissait en se retirant. Ces motifs d'hygiène amenèrent la suppression de l'hôpital Saint-Esprit qui, par lettres patentes de Louis XVI, fut réuni en décembre 1777 à l'hôpital Saint-Eutrope. Depuis cette époque, plusieurs améliorations furent successivement introduites dans la maison qui peut aujourd'hui répondre à tous les besoins de la localité.

L'hôpital est situé hors de la ville, dans le faubourg du Cassourat; il est isolé et exempt des bruits et des émanations du dehors. Il se compose d'un corps de logis reliant deux ailes en retour et formant ainsi une vaste cour intérieure ombragée de tilleuls et de platanes, au centre de laquelle se trouve la chapelle. Le rez-de-chaussée renferme le bureau de l'administration, la pharmacie, la cuisine, le réfectoire, la salle de communauté des sœurs et quatre salles de malades pour hommes communiquant par une galerie couverte servant de promenoir aux convalescents. Un petit bâtiment séparé de l'édifice principal contient deux chambres basses destinées à recevoir les aliénés ou ceux réputés tels, en attendant qu'ils soient renvoyés dans leur famille ou dirigés sur un établissement spécial. Ces chambres sont bien froides, bien tristes et manquent des choses les plus indispensables, même à un fou ; les malheureux couchent sur la paille, et, faute de latrines, ces sombres réduits sont promptement transformés en cloaques infects. Un lit épais et solide pourrait être fixé au sol et à la muraille de l'une des chambres, et l'autre serait réservée pour les aliénés qui ne peuvent coucher dans des lits ; la création d'une fosse d'aisance est indispensable, et s'impose à la sollicitude de l'administration. L'étage supérieur renferme trois salles de malades, le dortoir, l'infirmerie des religieuses et plusieurs chambres pour les officiers ou les pensionnaires privilégiés ; deux galeries intérieures et couvertes servent de promenoir. Au-dessus de ce premier étage est un vaste grenier toujours favorable au renouvellement de l'air et à l'établissement de la température convenable dans les grandes chaleurs.

L'hôpital peut disposer de cent-trente lits distribués en sept salles ; celles-ci, parfaitement éclairées et aérées, offrent toutes les conditions hygiéniques désirables; toutefois, quelques-unes renferment trop de lits, car les causes de viciation atmosphérique ont tant d'énergie dans les hôpitaux qu'on ne saurait trop faire pour leur assainissement. Les mêmes raisons militent en faveur de la séparation complète des blessés, des fiévreux et des malades atteints d'affections contagieuses.

La maison reçoit les malades civils de la ville, les malades militaires et les voyageurs éclopés ; on admet également des malades non indigents, à la charge par eux de payer une indemnité quotidienne de 1 fr. 25 pour un lit dans une salle commune, et de 3 fr. pour une chambre particulière. En général, les indigents de la ville ne consentent qu'avec peine à entrer à l'hôpital quand ils sont malades, et, tandis que les lits réservés aux incurables sont très-recherchés, beaucoup de malheureux, atteints d'une maladie aiguë, préfèrent mourir misérablement sur leur grabat plutôt que de se faire transporter à l'hôpital, où ils sont assurés de recevoir les soins les plus dévoués.

Des filles de la Charité sont chargées de la gestion de l'établissement, de la surveillance des salles et de tout ce qui concerne le service intérieur. La propreté, l'ordre et la bonne tenue de la maison attestent le zèle et le dévouement de ces religieuses et nous dispensent de faire leur éloge.

Le service médico-chirurgical est confié à quatre docteurs en médecine.

Le tableau suivant indique les admissions et les décès à l'hôpital durant les dix dernières années.

Années.	Civils.		Militaires.		Total des entrées.	Total des mort.
	Entrées.	Morts.	Entrées.	Morts.		
1869	307	37	129	2	436	39
1870	199	54	427	9	626	63
1871	349	46	555	28	904	74
1872	394	45	79	2	373	47
1873	362	42	35	2	407	44
1874	376	30	71	0	447	30
1875	328	39	98	5	426	44
1876	273	53	119	1	392	54
1877	279	41	65	3	344	44
1878	297	19	89	0	386	19
Total					4741	458
Moyenne					474,1	45,8

Il résulte de cette statistique qu'il entre en moyenne 474,1 malades, et que la mortalité est de 45,8, soit de 10,5 0/0.

Le chiffre des décès est supérieur à celui de la moyenne constatée dans les hôpitaux et hospices de France dans la période de 1833 à 1852.

Le tableau suivant donne la moyenne générale de la mortalité dans les hôpitaux pendant une période de vingt ans :

Périodes.	Mortalité pour 100
1833 à 1837.....	8,12
1838 à 1843.....	8,76
1843 à 1848.....	8,40
1848 à 1852.....	8,22

La mortalité dans les hospices dépasse celle des hôpitaux; elle atteint en moyenne 9,71 0/0, chiffre encore inférieur à celui de notre hôpital-hospice. Ce résultat peu satisfaisant est dû, à notre avis, à ce que, contrairement aux dispositions du règlement, on admet des malades mourants et des incurables âgés ; ces deux catégories augmentent sensiblement le nombre des décès.

L'hôpital délivre aussi gratuitement les médicaments prescrits aux pauvres par les ordonnances de l'un des médecins de la ville, et une pharmacie est spécialement installée dans la maison pour pourvoir à ce service.

Il est regrettable que l'élément médical, si nécessaire et si compétent dans les questions d'hygiène publique et privée, ne soit point représenté dans la commission administrative. Nous insistons sur ce point, car tout le monde reconnaît que les médecins, plus que tous autres, sont aptes à discuter et à juger les questions d'hygiène, à démontrer leur indication nette et précise ; mais, trop souvent, on n'en tient aucun compte, tout en louant quelquefois leur savoir et leur abnégation.

L'établissement du berceau de Saint-Vincent de Paul, dans la commune de ce nom, reçoit des vieillards infirmes et incurables moyennant une faible pension. Il dispose de vingt-quatre lits.

2° *Service médical gratuit.*

Si les habitants de la ville trouvent à l'hôpital des secours médicaux et pharmaceutiques, il n'en est pas de même des populations rurales ; ici, la maladie des pauvres est abandonnée aux hasards de la charité publique, qui ne dispose pas toujours de ressources suffisantes. Sans doute le médecin, quand il est appelé, fait tout ce qu'il peut, et son zèle et son dévouement ne font jamais défaut; mais l'absence de toute organisation rend parfois son secours inefficace.

L'administration départementale a bien institué le service médical gratuit dans les communes rurales dépourvues d'hospice; mais beaucoup de communes soit par défaut de fonds, soit par d'autres motifs, n'ont point voulu participer aux bienfaits de cette organisation, dont voici les bases principales : Une commission instituée dans la commune dresse chaque année la liste de toutes les personnes susceptibles de jouir des bénéfices du traitement médical gratuit; les indigents qui y sont inscrits reçoivent des cartes individuelles sur la production desquelles le médecin désigné par la commission leur donne tous les soins nécessaires à leur état. Il est payé au médecin, sur les fonds du dispensaire qui se composent des allocations de la commune et du bureau de bienfaisance, des dons de la charité privée, des subventions départementales et des secours du gouvernement, un prix de visite calculé d'après un tarif réduit, en tenant compte des distances. Le pharmacien établit aussi son compte sur chaque ordonnance d'après un tarif réduit, et le fait solder comme celui du médecin, sans frais, au bureau de la perception ou de la mairie (1). Dans toutes les communes où fonctionne le ser-

(1) Quelques communes ont contracté un abonnement avec le médecin pour le service médical et pharmaceutique des pauvres.

vice médical gratuit on se félicite des bons résultats produits par cette mesure, et nous désirons qu'elle soit bientôt adoptée dans toutes les circonscriptions cantonales.

L'assistance médicale gratuite est organisée dans huit communes du canton ; elle secourt 157 indigents et la sommedépensée annuellement s'élève à 1,195 fr. Les communes donnent 980 fr. et le conseil général alloue le reste.

CHAPITRE X.

MOUVEMENT DE LA POPULATION. — NAISSANCES. — MARIAGES. DÉCÈS. — SUICIDES ET FOLIE. — INSTRUCTION.

La population de notre canton ne subit que de légères variations, ce qui tient à ce que l'industrie y est peu importante, et que l'agriculture occupe presque tous les bras. Dans les pays au contraire où le commerce et l'industrie emploient un grand nombre d'ouvriers, ceux-ci sont souvent obligés d'émigrer dans les moments de crise ou de chômage ; cette circonstance explique les fluctuations parfois très-sensibles que l'on constate dans le chiffre de la population.

Voici les résultats donnés par le recensement depuis 1846 :

Recensement	de 1846...	21048	habitants.
—	1851...	22319	—
—	1856...	24115	—
—	1861...	25019	—
—	1866...	24703	—
—	1872...	25038	—
—	1876...	26058	—

Cette population de 26,058 habitants est répartie sur une surface de 37,827 hectares, soit 72 habitants par kilomètre carré, tandis que dans le département il n'y en a que 33 par kilomètre carré ; la moyenne de la France est de 70 par kilomètre carré.

Naissances. — Le chiffre moyen des naissances par an est de 768, et le rapport avec la population de 1,34 ; pour toute la France, la population est de 1 sur 33. C'est à la campagne qu'on voit les mariages les plus féconds, et on y trouve encore de grosses familles qui deviennent, il est vrai, de plus en plus rares. Le plus souvent on ne compte que deux ou trois enfants par ménage ; cette décroissance ou cet état stationnaire dans le nombre des naissances est un symptôme de l'extension souvent constatée de notre amour pour le bien-être qui pousse tant de familles à limiter leurs charges en limitant le nombre de leurs enfants.

Les naissances se répartissent ainsi, suivant le sexe : 3,343 garçons et 3,262 filles. Le nombre des naissances illégitimes a beaucoup augmenté ; il comprend 449 garçons et 425 filles ; la ville en fournit beaucoup plus que la campagne.

245 mort-nés figurent sur nos registres mortuaires. Comparativement au nombre des naissances, la proportion est de 1,31 ; pour la France entière, elle est de 1 sur 30. Les mort-nés sont proportionnellement plus fréquents parmi les enfants légitimes, car ce chiffre de 245 comprend 193 enfants légitimes et 52 illégitimes. Remarquons en finissant que, de même que le chiffre de la population et celui des mariages, le nombre des naissances varie peu d'une année à l'autre.

Mariages. — En général, les hommes se marient

vers 25 ans, et les jeunes filles lorsqu'elles ont atteint leur 20e année. Les unions précoces sont assez rares; elles sont plus communes à la campagne, où les jeunes gens se marient quelquefois de bonne heure pour être plus tôt en état d'exploiter et de diriger une métairie. Le plus souvent, les mariages ont lieu entre garçons et filles du même village, et très-rarement entre parents rapprochés. Il est constant que dans les années où les récoltes sont abondantes, le bien-être étant plus grand, les mariages sont généralement plus nombreux, et que l'inverse a lieu dans les années calamiteuses. Ce fait est surtout vrai pour la campagne et non pour la ville, où il nous a été impossible de trouver aucune corrélation.

Décès. — Le chiffre des décès est de 650 par an, chiffre inférieur de 120 à celui des naissances. Il est mort 25 individus par 1,000 tandis que d'après les recherches de Bertillon il meurt en France 23 sur 1,000 habitants.

Le rapport des deux sexes constaté par les naissances en faveur des enfants mâles ne se retrouve point sur les registres des décès, et pendant cette période de dix ans, la mortalité des hommes dépasse de 461 la mortalité des femmes.

Le tableau suivant résume le mouvement de la population du canton depuis le 1er janvier 1868 jusqu'à l'époque correspondante de 1878.

MOUVEMENT DE LA POPULATION.

Natalité.

		1868	1869	1870	1871	1872	1873	1874	1875	1876	1877	Total.
Enfants légitimes...	G.	349	336	316	325	348	331	322	347	342	327	3343
	F.	324	335	333	307	325	314	332	339	328	325	3262
Enfants naturels...	G.	56	61	49	42	46	39	42	47	33	34	449
	F.	53	49	52	39	42	41	46	40	32	31	425
Mort-nés...	légitimes.	16	20	18	21	17	22	24	19	21	15	193
	naturels.	7	4	5	4	3	5	6	6	7	5	52
Accouchements doubles..		5	4	3	2	5	5	6	5	4	5	44

Matrimonialité.

		1868	1869	1870	1871	1872	1873	1874	1875	1876	1877	Total.
Nombre de mariages.....		204	201	177	191	202	192	200	199	202	201	1969
Nombre de mariés ayant signé leur nom.	H.	124	121	116	127	134	128	135	139	137	136	1297
	F.	86	87	89	85	90	84	86	83	84	86	860
Nombre de mariés ayant signé d'une croix.	H.	68	70	61	64	68	64	65	70	65	65	660
	F.	118	114	88	106	112	108	114	116	118	115	1109

Mortalité.

		1868	1869	1870	1871	1872	1873	1874	1875	1876	1877	Total.
Décès	du sexe masculin	316	322	370	426	305	331	296	318	306	319	3309
	du sexe féminin.	310	279	328	339	293	283	285	278	271	282	2948

Il résulte de l'étude de ce tableau que l'accroissement de la population est lent et peu considérable, et que le chiffre des naissances diminue d'une manière relative, et ne suit point le mouvement ascensionnel de la population. Si celle-ci suit un mouvement incontestable de progression, cela est dû incontestablement à l'excès du nombre des naissances sur celui des décès.

Suicides et folie, — On a déjà constaté maintes fois que le suicide devient en France de plus en plus fréquent, et les statistiques démontrent d'une façon évidente que depuis 1826, époque où fut faite la première statistique générale des suicides, les chiffres ont été en progression constante.

Pendant les dix dernières années, de 1868 à 1877, il y a eu dans le canton de Dax 36 suicides et 2 tentatives. Comme toujours, les hommes figurent en majorité dans cette lugubre statistique. Nous trouvons en effet 23 suicides accomplis par des hommes, et 13 seulement par des femmes; 5 de ces suicides ont été le résultat de la folie pellagreuse. Quant aux tentatives, elles ont été commises par un homme et par une femme. Le genre de mort choisi le plus souvent a été la strangulation; nous la voyons en effet employée 15 fois, tandis que la submersion l'a été 12 fois, et les armes à feu 9.

Un phénomène analogue se produit en ce qui concerne les maladies mentales. Ainsi que le constate le docteur Lunier, inspecteur général des établissements d'aliénés dans la France entière, le nombre des cas de folie qui se sont produits de 1869 à 1872 est de 13 à 14,000, et ce chiffre n'est même pas complet, attendu qu'il ne comprend pas un grand nombre de maladies mentales qui n'ont pu être constatées officiellement, et dont les victimes, qui appartiennent aux classes aisées, ont trouvé asile dans les établissements privés ou sont restées dans leur famille. M. le Dr Lunier croit pouvoir constater, en suite de ses observations, que, contrairement à l'opinion généralement admise, les grandes crises politiques et sociales ont pour conséquence une diminution du nombre des maladies mentales. A l'appui de cette affirmation, quelque peu paradoxale, il invoque les chiffres de l'année 1848, dans laquelle la crise politique et la crise sociale ont sévi dans la même proportion.

Quoi qu'il en soit, le canton de Dax a fourni durant la période des dix dernières années 37 aliénés dont 26 hommes et 11 femmes.

Instruction. — Le canton de Dax a suivi l'élan imprimé depuis plusieurs années à l'instruction populaire. L'indigence des habitants de la région sylvicole et leur éloignement de la maison d'école sont et seront certainement des obstacles à la diffusion de l'instruction; mais il y a de grands progrès : toutes nos communes rurales sont dotées d'instituteurs primaires et plusieurs ont des institutrices pour l'éducation des jeunes filles.

Sur les 2,303 jeunes gens examinés par le conseil de révision, dans le cours des dix dernières années, 1,478 se sont trouvés sachant lire et écrire, 46 sachant lire seulement, et 779 ne sachant ni lire ni écrire.

Les registres des mariages donnent dans le même laps de temps pour 1,969 actes, 1,297 hommes et 860 femmes qui ont signé leur nom, et 660 hommes et 1,109 femmes complétement illettrés.

Ce contingent est bien limité sans doute, mais avec une bonne puissante direction donnée à l'enseignement, il sera possible d'obtenir de rapides résultats.

CHAPITRE XI.

RECRUTEMENT. — MOYENNE DE LA TAILLE. — CAS D'EXEMPTION

Les relevés officiels du recrutement militaire fournissent pour chaque canton des renseignements précieux sur la taille des hommes et sur les infirmités qui les dispensent du service. Il résulte des recherches de Villermé (1) que, toutes choses égales d'ailleurs, la taille des hommes devient d'autant plus haute et que sa croissance est d'autant plus rapide que le pays est plus riche, l'aisance plus générale, les logements, les vêtements et surtout la nourriture meilleurs. En d'autres termes, la misère produit les petites tailles et retarde l'évolution complète du corps. Cette conclusion a été confirmée par les recherches de Quételet.

On a constaté que, pour la France entière, la taille moyenne des recrues était de 1 mètre 654 milimètres, et Foissac (2), en étudiant la statistique des conseils de révision, remarque que toutes les provinces qui tiennent le premier rang sont au nord de la France, et que la taille diminue à mesure qu'on s'avance vers le midi.

Dans les départements qui font partie de la zone

(1) Mémoire sur la taille de l'homme en France (Ann. d'hyg. publ. et de méd. lég., t. I, p. 551).

(2) Influence des climats sur l'homme, 1867.

kimrique le nombre moyen des individus réformés pour défaut de taille a été de 42,8 pour 1,000, tandis qu'il est de 89,3 pour 1,000 dans la zone celtique, proportions qui ne seraient plus exactes aujourd'hui que le chiffre de la taille a été abaissé.

Voici un tableau dressé d'après les documents officiels et qui indique les résultats constatés pendant les dix dernières années dans le canton de Dax.

Années.	1868	1869	1870	1871	1872	1873	1874	1875	1876	1877	Total.
Inscrits	224	247	244	245	222	267	222	217	215	204	2303
Examinés ...	224	247	244	245	222	267	222	217	215	204	
Exemptés légalement.	28	26	31	22	44	48	39	37	40	33	348
Réformés ...	47	43	62	59	44	35	30	44	44	40	448
Défaut de taille.	13	10	12	10	12	13	12	9	11	10	102
Faiblesse de constitution.	10	11	22	10	6	9	4	4	6	7	89
Rachitisme. .		1	1	4	1	1	1	1	2	4	16
Scrofule.....	1	2	1					1	2	3	10
Hernie......	4	1	9	1	3	2		5	4	2	31
Teigne......		1	1	3	1	1	2	1		1	11
Affections diverses congénitales..	8	7	10	12	11	8	10	14	13	12	105
Affections diverses acquises	9	10	8	7	8	6	7	10	9	9	83
Moyenne de la taille.....	mm 1640	mm 1599	mm 1615	1 mm 630	mm 1625	mm 1604	mm 1630	mm 1641	mm 1632	mm 1652	

Moyenne pendant ces 10 dernières années......... 1m623

On voit par l'étude de ce tableau que la moyenne de la taille est de 1 mètre 623 millimètres, et diffère sensiblement de la moyenne générale des soldats déclarés aptes au service militaire dans les conseils de révision.

102 ont été exemptés pour défaut de taille, soit 1 sur 22,5 ou 44,2 pour 1,000. Cette minime proportion ne comprend point tous les individus courts de taille, parce que plusieurs de ceux-ci sont rangés par le conseil de révision dans la catégorie des jeunes gens réformés pour faiblesse de constitution. — 31 ont été reconnus atteints de hernies, c'est-à-dire 1 sur 77, tandis que pour la France entière la proportion est de 1 sur 32 ; mais cette disproportion s'explique par ce fait que, contrairement aux règlements, beaucoup de hernieux sont déclarés propres au service militaire, soit pour la partie active, soit pour la partie auxiliaire. Néanmoins, cette infirmité est assez rare dans le pays, contrairement aux recherches de Malgaigne, qui sembleraient prouver que la race celtique et ses dérivés y sont très-prédisposés (1). Les individus réformés pour cette cause sont des cultivateurs, des charrons, des forgerons, des boulangers, en un mot des individus que leur profession expose aux hernies de force, ou bien des cordonniers, des tailleurs qui, à cause de leur infirmité, ont choisi une profession qui ne demande pas d'efforts.

L'un des cas de réforme les plus fréquents est la faiblesse de constitution. Ainsi, sur 1,000 individus examinés, on trouve 38,6 réformés pour cette cause. Les individus réformés comme faibles de constitution appartiennent le plus souvent à des professions sédentaires : tels sont les tailleurs, les bouchonniers, les cordonniers. Mais nous ferons remarquer que ces individus

(1) Leçons cliniques sur les hernies, par Malgaigne, p. 24.

n'ont souvent embrassé ces professions que parce qu'ils avaient une santé délicate.

La zone sablonneuse compte aussi plus de réformés, pour cette cause, que le pays des coteaux.

D'après les documents et tableaux de Bergeron (1), le département des Landes aurait 50 teigneux pour 1,000; mais le canton de Dax fournit une proportion bien moins considérable, puisqu'il n'en donne que 11 sur 2,303.

Les mutilations accidentelles ou volontaires sont rares. Nous terminerons cet exposé en faisant observer que le nombre des jeunes gens inscrits sur les registres du conseil de révision décroît sensiblement depuis quatre ans.

(1) Etude sur la géographie et la prophylaxie des teignes (Annales d'hyg., t. XXIII).

CHAPITRE XII.

MALADIES PROPRES AU CANTON. — ENDÉMIQUES. — ÉPIDÉMIQUES. — SPORADIQUES.

Après avoir étudié les conditions topographiques et géologiques de notre canton, les mœurs, le genre de vie et d'alimentation de ses habitants, il nous reste à faire connaître les maladies épidémiques, endémiques et sporadiques de cette contrée, et à les exposer sommairement.

Mais nous devons constater d'abord qu'il n'y a pas à Dax, à proprement parler, de maladies prédominantes, et que la ville est exempte de toute endémie ou épidémie. Si, à une certaine distance, vers le nord-ouest, et le long de la vallée de l'Adour, les populations sont tributaires de certaines affections qui ont un caractère intermittent, les terrains marécageux qui produisent cette affection sont trop éloignés de la ville pour qu'ils puissent exercer une grande influence sur la santé des habitants.

1° *Maladies épidémiques.*

Notre pays a été, comme tous les autres, ravagé par des épidémies qui semblent avoir été plus meurtrières que celles qu'on observe aujourd'hui, et il est probable qu'il a payé son tribut à la peste, qui aux XIVe, XVe et XVIe siècles exerça ses ravages sur la plus grande partie de l'Europe. Depuis cette époque nous n'avons connaissance d'aucune épidémie grave qui ait désolé la ville et ses environs.

Choléra. — Dax a été visité par le choléra en octobre 1855, mais ses victimes ont été assez rares.

Fièvres éruptives. — *Variole.* — La variole se montre de temps en temps, mais ce ne sont généralement que des cas isolés et de peu d'importance. — L'épidémie la plus meurtrière et la plus récente dont on ait gardé le souvenir est celle de 1870-71, qui coïncida avec la guerre franco-allemande. — Celle-ci sévit avec une certaine vigueur, et fit de nombreuses victimes dans les classes laborieuses de la ville et de la campagne. — Les revaccinations furent nombreuses, même parmi les personnes âgées. On est un peu revenu des accusations générales portées contre le vaccin, et presque tous les parents font aujourd'hui vacciner leurs enfants.

Rougeole. — On en voit des épidémies tous les trois ou quatre ans, et presque tous les individus ont eu la rougeole dans leur enfance. La bronchite simple qui l'accompagne est la complication la plus fâcheuse; néanmoins, cette maladie est en général bénigne et fait peu de victimes.

Scarlatine. — La scarlatine est beaucoup plus rare

que la rougeole, et ne se montre que de loin en loin, par des cas isolés et bénins.

Oreillons. — En mars et en avril 1877 quelques cas d'oreillons furent observés soit à la ville, soit à la campagne; l'épidémie fut très-bénigne et ne sévit, en général, que sur les enfants de 8 à 15 ans. En février 1878 la maladie s'est montrée de nouveau avec le même caractère de bénignité; néanmoins quelques adultes furent atteints. Dans le cours de l'affection parotidienne, plusieurs malades furent atteints d'orchite simple ou double qui amena dans deux cas une atrophie manifeste de l'un des testicules. Le collége, l'école normale, les pensionnats de jeunes filles furent à l'abri de l'épidémie; mais elle sévit avec une certaine intensité sur la garnison, qui, sur un effectif d'environ 500 hommes, fournit une trentaine de sujets qui eurent des accidents assez sérieux pour envoyés à l'hôpital.

Nous ne ferons que signaler les épidémies de grippe, de coqueluche, qui, si elles sont très-fréquentes, ne présentent rien de spécial à la contrée qui nous occupe.

2° *Maladies enaémiques.*

Fièvres intermittentes. — Il y a un demi-siècle, le pays était ravagé par les fièvres intermittentes, et le canton de Dax en particulier offrait les conditions les plus favorables à leur production. A l'ouest de la ville, le marais de Saint-Vincent engendrait des miasmes paludéens qui infectaient le quartier de Saubaignac; les eaux qui croupissaient dans les fossés de l'enceinte gallo-romaine étaient des foyers endémiques pour la population agglomérée et celle des faubourgs de la rive gauche ; enfin, les fréquents débordements de l'Adour et la constitution du sol de la rive droite étaient pour les habitants de cette contrée des causes manifestes d'impaludisme. Depuis cette époque le marais de Saint-Vincent a été desséché et livré à l'agriculture ; les fossés des remparts ont été comblés, et les travaux du chemin de fer ont considérablement assaini le pays en facilitant l'écoulement des eaux. Malgré ces améliorations, il existe encore des foyers miasmatiques qui expliquent la fréquence des fièvres intermittentes.

L'Adour sort de son lit deux à trois fois par an, et couvre pendant plusieurs jours les parties basses de la vallée, notamment le Braou de St-Pierre, les prairies et terres labourables des communes de Candresse, Yzosse, Saint-Paul et les barthes de Mées, Rivière et Saubusse. En se retirant il laisse, surtout dans les crues d'avril et de mai, un dépôt limoneux dont l'épaisseur varie entre 3 et 5 millimètres. Sous l'influence de la chaleur cette couche boueuse se corrompt, et donne lieu à des effluves paludéennes qui produisent de nombreuses fièvres intermittentes dans la population riveraine du fleuve. Ces fièvres règnent à l'époque du printemps et affectent ordinairement le type quotidien ; elles sont en général bénignes et cèdent facilement à l'usage du sulfate de quinine. Dans la zone sablonneuse la configuration du sol est la cause la plus répandue et la plus redoutable de la fièvre paludéenne. Comme la superficie du terrain provient de sables transportés et étalés au gré des vents sur la couche du lapa, il en résulte des plateaux parsemés par de vastes dépressions, dont les bords relevés forment des cuvettes plus ou moins profondes. Dans la partie inférieure de ces réservoirs il existe des tourbes mêlées à du terreau et à des détritus organiques. Pendant l'hiver l'eau s'accumule et séjourne dans ces cuvettes dont le sous-sol est imperméable; et quand les grandes chaleurs surviennent les rayons dessèchent la masse vaseuse, et les émanations les plus délétères s'en dégagent. Dans la partie nord-ouest de la commune de Saint-Paul l'exploitation des tourbières à ciel ouvert crée des sources incessantes de miasmes paludéens, car on remue un sol presque exclusivement formé de matières végétales arrivées à un certain degré de désorganisation.

L'endémie fébrile règne avec intensité dans cette contrée marécageuse, surtout à la fin de l'été et pendant l'automne ; elle affecte toute les nuances, tous les types plus variés des fièvres paludéennes, mais le type tierce domine. Le type quarte est assez fréquent et très-rebelle, les formes graves, désignées sous le nom de fièvres pernicieuses, sont rares. L'intoxication palustre se manifeste quelquefois par des affections apyrétiques qui, dans leur marche, leur mode de terminaison et leur traitement, se comportent comme les fièvres intermittentes. La plus commune de ces maladies, dites *fièvres larvées*, prend la forme névralgique, et siége surtout à la tête, sur le trajet de la cinquième paire.

Malgré la fréquence de l'endémie et la ténacité de certaines fièvres, l'impaludisme arrive rarement à cette période chronique caractérisée par l'anémie, les engorgements viscéraux, les hydropisies, en un mot à cette cachexie confirmée décrite sous le nom de *cachexie paludéenne*. Les praticiens du pays ont observé que le génie intermittent se mêle comme élément aux maladies ordinaires, et qu'il leur donne quelquefois un certain degré de gravité. Ce cachet de périodicité se retrouve même en hiver, quand la saison des fièvres est passée, et elle complique parfois la convalescence des maladies inflammatoires. Cet accident est justiciable du sulfate de quinine qui supprime les recrudescences, et qui permet à la maladie ou à la convalescence de suivre son évolution ordinaire.

Les habitants de la ville sont peu exposés à contracter la fièvre intermittente ; il en est de même pour les cultivateurs de la partie méridionale du canton. Ici, les eaux s'écoulent facilement à travers de larges gorges, ne forment point de flaques stagnantes, et les rares fièvres qui s'y montrent sont produites par les émanations qui se dégagent du sein des terres cultivées.

Les habitants de nos campagnes rapportent presque toutes leurs maladies, et en particulier la fièvre intermittente à un refroidissement. Mais, tout en reconnaissant que les variations atmosphériques peuvent prédisposer l'économie à éprouver les effets des miasmes paludéens, nous croyons qu'il faut le concours d'un agent spécifique émané de la fermentation des produits végétaux. Il est incontestable d'ailleurs que les précautions hygiéniques jouent un grand rôle dans le traitement et la prophylaxie de la maladie dont nous nous occupons. Eviter l'air de la nuit, le brouillard, le refroidissement, le sommeil en plein air; éviter le voisinage des émanations, porter des vêtements chauds, user d'une alimentation réparatrice, boire avec modération du vin généreux : telles sont les précautions générales qui sont recommandées, et qui le plus souvent ne peuvent être employées à cause de la misère des habitants.

D'autres moyens, d'une exécution plus facile, ont été proposés pour faire disparaître la cause de cette maladie, et se résument à ceci : obtenir l'assainissement aussi complet que possible des localités marécageuses en procédant au dessèchement des marais que l'on peut rendre à l'agriculture; ce qui produit le double bienfait d'enrichir et d'assainir le pays. Ce n'est pas sans raison que Michel Lévy a écrit : « Le dessèchement des marais est peut-être le plus grand bienfait qu'attend l'humanité. »

Nous devons aussi mentionner les résultats que peuvent produire la culture de certains végétaux. L'Algérie, naguère si insalubre, et qui a coûté la vie à tant de vigoureux colons et à un si grand nombre de nos soldats, est maintenant assainie grâce à la culture de l'*eucalyptus globulus*. Si l'altitude et la température de notre pays permettaient la culture de ce géant de la flore, elle devrait être faite sur une vaste échelle, car devant lui le miasme disparaît, les affections paludéennes semblent fuir, la fièvre n'existe plus. Dans le cas où cette culture ne serait pas possible, nous recommandons celle de l'*helianthus annuus* (soleil-tournesol). Le Dr Martin a publié, il y a quelques années, un mémoire sur cette importante question. Il cite plusieurs observations tendant à prouver que l'*helianthus annuus* cultivé sur une vaste échelle absorbe les miasmes paludéens et rend le séjour dans ces pays sans danger. Il a rappelé les expériences faites en France, à Rochefort, où la culture du tournesol a considérablement diminué les ravages de la fièvre; c'est de cette façon que l'observatoire de Washington serait délivré annuellement des fièvres intermittentes.

On ne peut que s'étonner de voir un procédé si simple, qui serait en même temps une source de bénéfices pour certaines localités exposées aux effluves paludéennes, être, pour ainsi dire, ignoré. La culture de l'helianthus est facile et rémunératrice ; son rendement est énorme ; la valeur nutritive de ses graines permet de l'utiliser avantageusement pour la nourriture des volailles. Elles peuvent remplacer le sarrazin, l'avoine et le maïs ; les feuilles de ce végétal péruvien sont très-recherchées par les vaches, et les tiges peuvent être utilisées comme échalas ou comme combustible.

Pellagre. — Cette endémie sévit surtout après les années calamiteuses où la récolte a été mauvaise ou insuffisante. Elle atteint plus particulièrement la population misérable de la zone sablonneuse, notamment les mendiants, les domestiques, les gens mal nourris et mal logés. Néanmoins, il est constant qu'elle a considérablement diminué, et qu'elle tend à disparaître par suite du bien-être général et des progrès de l'hygiène alimentaire. Cette diminution incontestable de la pellagre semblerait confirmer l'opinion de ceux qui, contrairement aux assertions de Balardini et de Théophile Roussel, pensent que le maïs n'est point la cause spécifique de cette affection. En effet, si cette maladie complexe qui porte sur l'enveloppe cutanée, sur le tube digestif et sur les centres nerveux, trouvait sa cause suffisante dans l'alimentation par le maïs, il devrait nécessairement exister entre les chiffres des pellagreux et le chiffre de consommation de cette céréale un rapport proportionnel certain. Or, tandis que le maïs continue à faire la base à peu près exclusive de la nourriture de nos populations rurales, l'endémie pellagreuse décroît dans de notables proportions. Il paraît difficile, avec les données actuelles, de dire quelle est la véritable étiologie de la pellagre ; et si le maïs en peut devenir une cause adjuvante, il est admis que certaines conditions climatologiques, l'action du soleil, une nourriture insuffisante, la misère, paraissent jouer un certain rôle dans sa pathogénie. Si tant de points de l'histoire de cette maladie sont encore obscurs, les questions relatives à son traitement ne sont pas enveloppées de moins de nuages. On sait seulement qu'il y a là un état cachectique, un organisme débilité, et dès lors une porte est ouverte à tous les désordres possibles ; c'est donc à cet état général qu'il faut s'adresser. Eloigner, si l'on peut, les causes morales qui dépriment le physique, soutenir les forces par du vin, des aliments, des toniques, des bains sulfureux, voilà ce qu'il convient de faire. L'amélioration du sol par les irrigations, par le drainage, par des défrichements ou des aménagements bien entendus, est aussi une mesure excellente et très-propre à diminuer l'intensité du fléau.

3° *Maladies sporadiques.*

Les maladies sporadiques les plus communes dans le canton de Dax sont les affections des organes respiratoires, les maladies du tube digestif, les maladies du cœur, la fièvre typhoïde, le rhumatisme et les dermatoses.

Phthisie pulmonaire. — La phthisie pulmonaire tient le premier rang, en raison de ses dangers, parmi les maladies qui sévissent dans le canton ; elle est presque inconnue chez les individus qui se livrent aux travaux des champs et assez rare en ville. Il n'est pas douteux pour nous que cette quasi-immunité des campagnards est due à leur vie agreste, à la régularité de leurs mœurs, à l'exercice de leurs forces musculaires et à la respiration d'un air humide et constamment chargé d'émanations résineuses qui se dégagent des forêts de pins.

En effet, la température hivernale est uniforme et de plus de deux degrés supérieure à celle de Pau; elle trouve ses sources principales dans la rareté des vents froids, la douceur relative des vents du nord, et surtout la prédominance des vents occidentaux, instruments actifs de dégagement de calorique sur la région du littoral. Le vent d'ouest, souvent précurseur de la pluie, n'amène pas le froid ; il est même d'observation que ce qu'on appelle le mauvais temps calme souvent la toux résultant de la bronchite ou de la tuberculose.

Le vent du sud-ouest, qui est dominant, a les mêmes avantages que celui d'ouest, sans avoir l'inconvénient d'amener la pluie. Une qualité qui s'ajoute à ces conditions météorologiques, c'est la tranquillité de l'atmosphère, dont le premier effet, dans la tuberculose, est de calmer l'irritation par son action sédative, et par suite d'entraver le travail de la congestion. Ce calme de l'air permet aux malades de faire de l'exercice en plein air, à une température plus basse qu'ils ne le pourraient sans cette circonstance. Ajoutons que les émanations résineuses que l'on respire sont un précieux adjuvant, car cette atmosphère balsamique exerce la plus heureuse influence sur la sécrétion bronchique qu'elle contribue à rendre moins abondante.

Enfin, des établissements thermaux offrent l'inappréciable ressource de vivre dans une atmosphère uniforme dont la température est constamment maintenue, la nuit comme le jour, entre 14 et 18 degrés. Sous ce rapport, comme sous bien d'autres, les établissements des Baignots et des Thermes sont parfaitement aménagés. Construits sur des sources à température élevée et d'un débit considérable, ils disposent d'une énorme qantité de chaleur et de vapeur; aussi toutes les pièces sont-elles chauffées jusque dans les plus petits recoins, et l'air qu'on y respire est-il saturé d'humidité. On comprend l'heureuse influence que la respiration continuelle de cet air chargé de vapeurs peut exercer sur la congestion et l'inflammation des poumons affectés.

Les considérations qui précèdent sont d'ailleurs confirmées et corroborées par des médecins éminents qui ont étudié la station hivernale de notre ville. Rotureau (1), Sales-Girons (2), Le Bret (3), Durand-Fardel (4) ont fait connaître au public médical les ressources précieuses de Dax pour le traitement des maladies de la gorge et de la poitrine pendant la mauvaise saison. — Le Dr X....., auteur du *Journal humoristique d'un médecin phthisique*, et qui a éprouvé personnellement les effets salutaires de notre climat, exprime la même opinion, et avec sa double autorité de médecin et de malade, il déclare que, par sa position, sa climatologie, Dax est une excellente station d'hiver pour toutes les affections chroniqnes qui revêtent la forme éréthique, et qu'avec Pau c'est certainement la meilleure de tout le sud-ouest de la France.

Bronchite. — La bronchite est une des maladies les plus communes parmi nous. Elle se déclare surtout en automne et en hiver, et dégénère souvent, chez les personnes âgées, en catarrhe pulmonaire incurable. Elle est fréquente chez les enfants en bas âge, et constitue pour ainsi dire, chaque année, une véritable épidémie. Néanmoins, cette affection est bénigne et cède presque toujours à un traitement approprié.

Pneumonie. — Les pneumonies ne se montrent pas également dans tous les temps ; elles règnent particulièrement au commencement et à la fin de l'hiver ; elles

(1) Eaux minérales d'Europe.
(2) Revue médicale, décembre 1873 et novembre 1874.
(3) Manuel médical des eaux minérales.
(4) Des maladies chroniques traitées par les eaux minérales.

sont fort rares dans les autres saisons de l'année. Cette maladie sévit surtout chez les vieillards et les enfants, et en emporte un grand nombre chaque année.

Tout en admettant le concours des causes prédisposantes, nous croyons devoir signaler comme la cause la plus fréquente des pneumonies les variations brusques de température, le passage du chaud au froid.

Angine diphthéritique. — Cette maladie n'a jamais revêtu la forme épidémique et ne se manifeste qu'à l'état sporadique. Elle se montre au commencement du printemps ou de l'automne, et quelquefois avec si peu de gêne fonctionnelle, que le médecin qui ne se fait pas une loi d'examiner le fond de la gorge en toute occasion peut parfaitement en méconnaître l'existence.

Croup. — Le croup est heureusement fort rare dans le canton. Cependant, en 1871, quelques cas se manifestèrent en ville, et nécessitèrent quatre opérations de trachéotomie, dont une seule fut suivie de succès.

Nous ne dirons rien des angines gutturales, tonsillaires et pharyngées, parce qu'elles ne présentent rien de particulier ni de remarquable sous le rapport du nombre des malades. Les temps humides et froids contribuent puissamment à leur développement. Un traitement bien dirigé triomphe généralement de ces affections.

Diarrhée, dysentérie. — Sur la fin de l'été et au commencement de l'automne, on voit se déclarer toutes les années un assez grand nombre de diarrhées et dysentéries. On attribue généralement ces accidents à l'abus des fruits incomplétement mûrs, à l'ingurgitation d'une assez grande quantité d'eau quand le corps est en sueur, au refroidissement.

Sans nier l'influence de ces divers agents, nous croyons que le défaut de toutes les précautions hygiéniques de la part des habitants y est aussi pour beaucoup.

Laissant à part la thérapeutique des diarrhées et dysentéries, nous conseillerons, pendant la durée des chaleurs, de porter constamment une large ceinture de flanelle appliquée immédiatement sur la peau de l'abdomen. La plupart de nos soldats d'Afrique, pendant leur séjour en Algérie, usent de ce moyen, et l'expérience prouve qu'on en obtient de bons résultats.

Nous croyons devoir insister sur la fréquence de la diarrhée chez les enfants en bas âge. Elle reconnaît généralement pour cause un sevrage brusque et opéré dans la saison chaude, saison qui est, contrairement à l'opinion du vulgaire, la plus défavorable pour cette opération; car, dit Trousseau, elle favorise plus que tout autre le développement des accidents diarrhéiques qui revêtent la forme terrible du choléra infantile. Comme l'a si bien fait remarquer ce savant clinicien, ce n'est pas l'âge de l'enfant, mais bien le nombre de ses dents qui doit fixer l'époque du sevrage.

L'habitude qu'ont également les mères de famille de faire manger leurs enfants de très-bonne heure est une cause fréquente de la diarrhée. Très-souvent, le médecin est appelé pour des enfants de quelques mois dont l'estomac et les intestins fatigués ne peuvent plus rien digérer : et on lui dit invariablement que ces enfants, ne pouvant se soutenir avec du lait seul, mangent, comme leurs parents, de la soupe et des légumes. Heureux encore si, sous prétexte de leur donner des forces, on ne leur fait pas boire du vin !

Nous croyons donc que sur l'hygiène de l'enfance il y a beaucoup à faire, et nous sommes convaincu que si dans nos campagnes les enfants ont une santé si florissante, ils la doivent à l'air qu'ils respirent, cet air si pur dont les qualités l'emportent heureusement sur les défectuosités du régime.

Maladies du cœur. — Les travaux pénibles auxquels nos campagnards sont obligés de se livrer sur des terrains quelquefois difficiles devraient, ce semble, les disposer aux maladies du cœur et de ses enveloppes ; il n'en est cependant pas ainsi. Ces maladies sont rares parmi eux ; elles figurent en très-petite proportion comme cause de mort. Mais ce qui est vrai pour les habitants de la campagne ne l'est pas pour les citadins : chez eux, en effet, les maladies du cœur ne sont pas rares, et succèdent ou coïncident presque toujours à une attaque de rhumatisme.

Maladies du foie. — On voit rarement des maladies du foie, et à part quelques cas d'ictère catarrhal et de coliques hépatiques on n'observe pas souvent d'autres affections de cet organe.

Fièvre typhoïde. — Bien qu'elle ait quelquefois une tendance à devenir épidémique, comme cela est arrivé à l'école normale à la fin de l'été 1877, la fièvre typhoïde règne surtout à l'état sporadique, principalement au printemps et à l'automne, à la campagne comme à la ville. Mais elle atteint rarement le degré de gravité qu'on observe dans les grandes villes, et on n'observe presque jamais le type classique, caractérisé par l'intensité de la fièvre, les troubles dans les organes de la respiration, les engorgements hypostatiques, la prostration générale, la diarrhée et les taches lenticulaires. Ces deux derniers symptômes font souvent défaut.

Rhumatisme. — Les maladies rhumatismales sont en assez grand nombre pour avoir un rang élevé dans la pathologie du canton. Cette fréquence est due à ce que les habitants doués d'une certaine force de résistance contre le froid prennent peu de précautions contre lui. Chez les individus robustes la prédisposition paraît être plus grande que chez les individus faibles et anémiques. Parmi les causes occasionnelles, les refroidissements passagers jouent un rôle très-important, soit que le corps échauffé ait été subitement mouillé, soit qu'il se trouve exposé à un courant d'air sec ou qu'il soit soumis pendant longtemps à l'influence d'un logement ou d'un atelier humide. C'est précisément pour cette raison qu'en ville les individus appartenant à la classe ouvrière, qui est principalement exposée à ces causes morbifiques, sont plus souvent atteints de rhumatisme articulaire aigu que ceux qui vivent à la campagne. De là, la nécessité de chercher dans les logements, les vêtements et les moyens hygiéniques une protection efficace contre l'invasion de cette maladie.

Chlorose. — Elle est presque inconnue à la campagne; on la rencontre assez fréquemment en ville, chez les jeunes personnes dont l'éducation morale et intellectuelle a été peu surveillée, chez celles qui ont manqué de soins physiques ou qui sont nées de parents âgés, valétudinaires ou affligés d'une prédominance lymphatique.

Dermatoses. — Les maladies de la peau sont assez rares. Les améliorations hygiéniques déjà opérées pour l'assainissement de la ville et des communes rurales, comme celles apportées dans les domiciles, les soins de propreté et le régime bien entendu des habitants et la facilité qu'ils ont de prendre des bains à très-bas prix sont certainement la cause de cette immunité.

Les plus communes parmi les maladies de la peau que l'on observe dans le canton sont l'eczéma, l'urticaire et le zona. Le traitement de cette dernière affection donne lieu dans la classe peu éclairée aux pratiques les plus ridicules.

Scrofule. — Les maladies scrofuleuses sont dans une très-faible proportion. Sans doute, elles se développent parfois sous l'influence des mêmes causes qui les déterminent dans d'autres climats et dans d'autres populations, par exemple l'absence du soleil dans les rez-de-chaussée de la ville, un air mal renouvelé et l'insuffisance d'une nourriture substantielle. Mais comme ces agents délétères sont bien moins nombreux à Dax et aux environs de la ville que dans beaucoup d'autres localités, ces maladies sont assez rares. Du reste, l'extérieur des habitants justifie pleinement cette assertion, car on voit rarement sur leur personne des traces de scrofule.

Affections vermineuses. — Dans notre canton, comme presque dans tout le département, on fait jouer aux vers dans la production des maladies des enfants un rôle si grand que les mères de famille attribuent à ces derniers la plupart des maladies de leurs enfants.

Quoique communs et donnant souvent lieu à des troubles digestifs et généraux, vomissements, toux nerveuse, etc., etc., on exagère beaucoup les accidents qu'ils provoquent, et cela au détriment de la santé de ces pauvres petits êtres que l'on gorge de drogues, de médicaments nauséabonds et repoussants.

TABLE DES MATIÈRES.

Paris. — A. PARENT, imp. de la Faculté de Médecine, r. M.-le-Prince, 29-31.

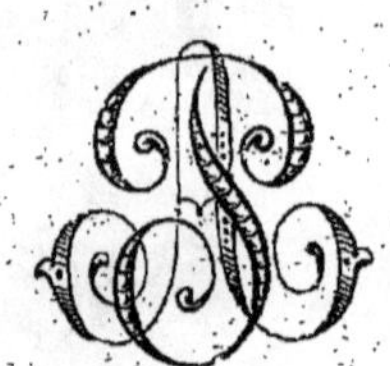

www.ingramcontent.com/pod-product-compliance
Lightning Source LLC
Chambersburg PA
CBHW071151200326
41519CB00018B/5188
* 9 7 8 2 0 1 3 7 4 0 8 6 9 *